Chilbil
吳宙姅——著
林甄——撰

帶著愛與療癒的香氣行者

一個芳療照護師，以香草給予14個傷痛心靈的撫慰

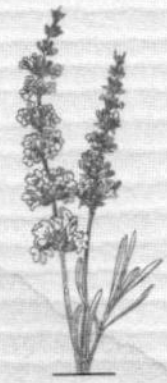

目錄

推薦序一——

療癒您我的身心

尤次雄／台灣香草家族學會榮譽理事長・香草植物研究家

在專業中蘊含著一顆最善解人意的心

與吳老師認識十年以來，從一開始聊起香草與精油的美好運用，到後來熟識成為摯交。次雄深知在吳老師的世界裡，充滿了無比的勇氣、毅力與愛心。由香氣行者團到成立學會擔任理事長，她隨和的個性與專注的態度，在在證明在她的內心，是多麼無比地堅強，從本書的十四個案例中，就可以體會到吳老師最細緻的內心深處。次雄與吳老師一起授過課，也一起參加過許多團體的演講邀約，甚至一同上電視推廣香草植物與芳香療法。她透過芳香療法本身的療效，運用在生活中的各個層面，真可以說是無微不至的照護。這除了本身豐富的臨床經驗，最專業的知識以及實作技巧外，而更重要的是，在這過程中蘊含著一顆最善解人意的心。

芳香療法與香草植物

次雄接觸及推廣台灣香草植物領域已經二十五年，在這當中，也與許多從事芳香療法的老師們相處，其中也有很多都是吳老師的學生。在這些教學互動的過程中，體會到香草植物與芳香療法極為密切的關聯，芳香療法當中的精油，就是大部分從香草植物中蒸餾提煉而出。因此每每在次雄的農園，做芳療團體香草植物園區的導覽時，大家總是驚呼連連：「原來這就是我們運用精油的植物啊！今天才看到它的真面目。」並看到大家撫摸著葉片，嗅聞著香氣，頻頻點頭的同時，次雄也感覺到一種同理的心情。芳香療法與香草植物就是密不可分的，吳老師藉由彼此的結合，更豐富了它們在療癒上的功能，無論是在身心方面。

母親與次雄

四年前母親因為腦中風住進台北榮總加護病房，出院後再進長照機構然後回到家中，最後因為胃癌末期，於二年前過世。在這過程中，吳老師除了鼓勵次雄要堅強勇敢，更讓次雄學會要如何照護好母親，吳老師多次來到母親床前，用最溫柔的手，搭配著精油，讓母親舒緩疼痛；也很細心地聆聽母親的話語，並用最溫暖的回應化解了母親的不安心情，看到母親身心的改變，次雄才真正體會到吳老師創辦香氣行者，背後那一股最大的信念與力量。透過充滿炙熱的雙手，帶給癌症患者本身及家屬無比的安慰。次雄真的很感謝吳老師，因為有她，母親感受到最大的幸福，母親是這樣告訴次雄的。

每次的相處每次的感動

吳老師本身有太多的寶藏，除了專業與睿智外，更善於觀察與分析。我們之間的相處，每次都帶給次雄許多收穫。除了一起授課，吳老師也經常帶團體來次雄的農園，除了獨有的領袖特質外，更是充滿著無比的愛心與用心。很高興吳老師這次出版新書，透過十四種精油而結合的十四個個案，讓我們藉由充滿感性的文字，可以更發現吳老師最美好的地方。藉由各種療癒與過程中更觸及到人性面的點點滴滴，記錄了每一段令人感動的時刻。其中吳老師的悄悄話，更是妙筆生花，很值得我們深思。次雄本著深厚的友誼，本著自身的涉獵，很榮幸受邀寫推薦序，相信讀者們一定可以從書中，獲得許多同感與啟發。還記得曾經有句話是這樣形容的，「台灣最美的風景就是人」，而吳老師無疑的就是那個人。

寫於二〇二二年十一月一日

亦俠亦狂亦溫文的療癒者

吳承紘／作家，前媒體人

「妳可以對巧兒說，媽媽真的很謝謝妳，妳如果真的覺得累了，沒有關係。」

吳宙姅一手握著已然陷入彌留，昏迷不醒的巧兒（化名），另一手握著巧兒的媽媽，對她輕聲說著。

巧兒是我二〇一七年撰寫安寧醫療專題報導的受訪者之一，四歲時罹患好發在幼兒的罕見疾病「髓母細胞瘤」，十一歲的生命旅程中，超過七年都是在充滿藥水味道的醫院度過。巧兒回診時突然陷入昏迷，知道這個消息後，我趕緊告訴宙姅老師，約了時間趕去看她。一到病房，宙姅老師一一擁抱巧兒的父母，接著開始觸摸巧兒，以精油減緩巧兒的不適，並輕聲對她說話，一如平常巧兒到宙姅老師的工作室進行療程一樣。接著，彷彿見證奇蹟般，我看到原本巧兒膨脹如鼓的腹部，在宙姅老師使用精油和按摩之下漸漸消退，原本超過一百廿五的心跳，也開始慢慢緩了下來。我是理組出身，每每見到宙姅以香氛和按摩便能夠大幅減緩末期病患的不適症狀，總是感到不可思議。尤其香氛與她與生俱來的同理特質運用，各種精油的搭配組合和針對病人情緒的「望聞問切」，宙妌老師信手拈來毫無困難，猶如香氛魔術師般，讓病患不但病痛獲得紓緩，心靈更得到慰藉，讓我這個門外漢瞠目結舌。

宙妌老師是在撰寫安寧專題時，透過友人的介紹而認識。第一次會面在她擔任芳療志工的安寧病房，即使我已經做好相關的功課，依然深深受到震撼：震撼的不是見到末期病人，而是芳療志願服務竟可以把病人當成自己家人一樣呵護與陪伴。雖然宙妌老師既不是醫生也非護理人員，但「視病猶親」用在她身上毫無違和。隨著採訪的時間越來越長，「亦俠亦狂亦溫文」，和「揮（精）油如土」，就成了我對宙妌老師的印象。

她對待病人不只是運用手的療癒技巧，還有各種香氣的運用，昂貴的精油都是宙妌老師自備，每次都要用掉許多，從沒見她皺過眉頭。宙妌老師路見不平的個性，讓她結識各路朋友，無分親疏貴賤一視同仁，這是「俠」的部分；而她擇善固執，從事療癒工作數十年仍不斷學習、精進，這是「狂」的部分；隱身幕後默默付出，不願居功，這是「溫文」的部分，書裡十四個故事傳神地描繪宙妌老師這些特質，見證香氣的療癒力量。過去斷斷續續聽宙妌老師談起的這些個案，如今有了完整的故事脈絡。或許，如同書中所斷續出現的情節，宙妌老師除了療癒他人，也是在療癒自己，一切都是水到渠成，而讀者則是最幸福的見證者。

推薦序三——

一次神奇奧妙的療癒之旅

李志忠／羅東聖母醫院急診主任醫生

認識Chilbil老師，是在一個偶然的機緣下，透過當時對芳療頗感興趣的內人，在芳療的課程上結緣。後來，偶爾跟著老師到偏鄉，看著她們為弱勢老人、為慢性病患甚至為天災後失去居所的民眾做無條件的芳療及陪伴，緩解他們身心靈的不適。在多次的接觸後，感受到Chilbil老師和她成立的學會（現已變更為社團法人）對弱勢者的關愛與無私的付出。

序者本身從事急診醫療工作近三十年，經歷無數生老病死，處理過成千上萬的急重症病患，其中不乏慢性病，癌末甚至是心靈受創，想尋求「麻痺」或「終結」自己生命的患者。但是在忙碌的急診環境中，往往只能給予簡單的鎮靜或止痛劑稍作緩解，但內心很清楚，問題並沒有解決。

「芳療」，對很多人來說，似乎將它和精油按摩劃上等號，覺得就是挑一種聞起來香，自己又喜歡的精油在身上塗塗抹抹，加上了按摩的手技，讓自己覺得很「舒服」而已，很少人會對它有更深一層的了解。

透過Chilbil老師三十多年的芳療經驗，藉由不同的真實故事，從多面向的角度，更深入淺出地去認識芳療。原來我們身體上的各種病痛，有許多是來自於我們過往的經歷，尤其是不愉快、痛苦的回憶，當它們在心中種下了種子，往往在多年後以各種樣貌呈現在當事者的身上，其中有身體的病徵，亦有心靈的創痛。當我閱讀完此書，彷彿在內心投下一顆震撼彈。細細回想，在多年的醫療生涯中，有多少的病人，他們所受的痛苦，並不是如我所想像的，只要減緩身體的不適就能獲得改善。我有否停下腳步，仔細聆聽？尤其是一些一而再、再而三進出急診的患者，在他們疼痛不適以及頻繁抱怨的背後，隱藏著多少不為人知的哀愁與淚水？

在書中，可以發現，藉由精油的作用，再加上一次又一次的身體接觸，透過了「溫度」的傳遞，很多人逐漸卸下了心防，打開封閉已久的心門，慢慢地陳述著過往的不幸與傷痛，藉此，身體的不適與內心的「鬱結」，逐漸的被舒緩、被「疏通」。

「芳療」，是一個神奇的國度，它跳脫了講求科學實證的理論，透過各種精油和它的芳香化合物，來改變身心靈的狀態，既飄渺卻又真實的存在。書中的案主，在最後的結果（甚至有些沒有結果），往往不是完美的，但幾乎都看到了所有人改變的過程，無論是身體上的痛苦或者是心靈上的改變。肉體的痛苦，總有結束的一天，但內心深處的「病」，有可能不只影響自己，也會影響著周遭的親人、朋友。

透過《帶著愛與療癒的香氣行者》這本書，可以讓我們從「心」再檢視，省思自己的過去以及從不同的角度來關懷身邊所遇到的人，書中沒有艱深的理論或過度的強調人性善惡之分，每一篇故事都是平實卻又觸動人心。藉由「芳香分子」的震盪，激起一幕幕的感動。不論是否曾體會過芳療的神奇，透過Chilbil老師的描述，相信可以一探這神奇奧妙之旅。

寫於二〇二二年十二月十日

推薦序四——

助人為快樂之本

呂若瑟神父／羅東聖母醫院

來到台灣快六十年，我學了很多中國成語，其中一個是「助人為快樂之本」。今年剛好也是靈醫會來台七十週年，記得剛來到台灣老百姓生活都很苦，也沒有錢看病買藥，靈醫會特別藉著聖母醫院的醫療服務無條件地救了很多人，而民國九〇年更秉持聖嘉民的精神，成立了安寧病房，幾年前在安寧病房有機會認識了吳宙妦老師，她負責芳香療法的工作，每個月兩次帶志工團體來為安寧病房末期病人們服務，那些病人是最需要被關心及照顧的，可以說安寧病房是聖母醫院的珍珠，不為賺錢而是為病人生命最後一段旅程用安寧療護方法讓他們不受那麼大的痛苦、讓他在最後一刻感受到愛，並把生命交給天主，我很願意推薦這本書，關於芳香療護相關主題來幫助更多的人，這種奉獻精神可以用「精神可佳，令人敬佩」這一句來描述吳宙妦老師及志工們。現在我年紀大了，身體上的毛病變多，每次去安寧病房關心病人時會問護理師長他們來的時間，同時志工也會為我用精油仔細地按壓身體每一個部位，經過他們芳療服務後感覺很有效、身體也變輕鬆，感謝天主為我們帶來一切美好。

各界口碑感動推薦

我的罕病孩子給別的按摩師治療時總是不停哭鬧，朋友建議或許可以找Chilbil老師試試，說她相當厲害。果然！孩子在老師輕柔的手技下，異常地安靜放鬆……去年我的寶貝孩子去當小天使了，我一直陷入憂鬱，是老師的話讓我打開心結。

感謝老師透過自我的觀照把人生的經驗昇華成智慧，化為文字般若，療癒更多人們，書中的每個故事都如此熟悉，令人感動落淚，我想是因為寫的就是人生呀，也感謝上天派來Chilbil老師這位大天使來到人間為人們解其憂苦，行利益眾生之事。

——李育菁／天使媽媽

這本書才看了幾則故事便忍不住哭紅了眼，老師有種奇妙的能力，總能一眼看出他人內心的脆弱面。她總是給予我們溫柔的鼓勵及支持，讓我們感覺到自己並不孤單。她也教會許多人學著「放過自己」，時常透過故事引導大家如何轉念及放下，她說人生百態、笑笑看待，相信每位讀者看完這本書後一定可以理解這句話背後深深的寓意。

老師之於許多人有如天使般的存在，謝謝她給了我們這麼多的人生領悟，相信可以藉由這本書，幫助許多人走出心中的陰霾，迎向更美好的人生。

——吳煒愍／社工員

很有緣分與Chilbil老師能夠因為芳療相識，很感謝芳療之路走來，有這位亦師亦友的相伴，老師的手有魔法，她讓我真正見識到如何運用溫暖的雙手撫觸療癒個案，那些真實的身體療癒故事，應該都要被記錄下來，用另一種形式療癒人心。

——孫宜嫺／香砌學堂創辦人．校長

書中十四個療癒與被療癒的故事，每一則都叫人疼痛，卻又充滿愛的撫觸。

本書是Chilbil老師豐美的生命療癒分享，十六款相對應的精油香氣化成縈繞心頭的美善感受，是Chilbil老師如香氣精靈般的啟動愛的能量，讓人隨之共振，迴身，觀照自我。

——黃慧娟／IFA芳療師

吳老師親身芳療經驗，加上溫暖筆觸書寫下的一個個故事。這是很棒的一本著作，能感受到吳老師對芳療的付出與用心。

——黃胤誠／醫誠堂中醫診所院長

和Chibil老師相遇並加入老師的香氣行者志工團至今已有六個多年頭，老師很會講故事，書中的故事有些先前聽老師口述過，再讀一次依然忍不住感動落淚；這本書也許沒有提及芳療的神奇功效，但卻藉由各種植物精油的引介與老師身體療癒的個案生命故事，激盪出各種人生的樣態反映在身心靈的全貌。書中人物的境遇，都有你我成長路上似曾相識的觸動，透過這些生命故事，讓我們看見身體與心靈是如何誠實地彼此牽引，希望聆聽故事的你，能從反思與覺察中理出生命困境的脈絡，好好善待自己。

——劉芳伶／台北市立啟明學校專任教師

作者序——

讓我們找回生命中遺失的樂章

以一種不同的方式來引導內心的寧靜，準備好善待自己的身體。身為療癒者多年，最有興趣的就是透過手，去感受每個人身體中的記憶。有人說：身體是靈魂的殿堂，記錄著喜怒哀樂，事實上身體亦如伴隨在我們身側的智者，它總會藉由軀體迷茫無助時傳達訊息讓我們知道，只是有時大部分的人選擇略過視而不見，又或是還沒準備好要接受指引。而身體總是不厭其煩又很巧妙地用不同的形式來告知我們，甚至能招喚求助有相同肢體問題的人。而身為療癒者在傾聽各種肢體語言時，也能獲得內在如實情感的回饋，允許彼此敞開心門，啟動身心深處的對談，釋放身體與心靈長久的負荷：使生命的肢體彼此學習、覺察，進而觀照自我。

近幾年很多人為了解決身體上的一些問題，或基於好奇，進而對自我重新探索，並不斷體驗不同派別身體的療法和技巧。對於心理的療癒探索也開始出現許多的課程，藉由切入「身體」的角度結合了芳香療法來進行引導和輔助。這樣身與心的連結創辦者，身心學雜誌的湯姆斯．漢納教授（Thomas Hanna）指出身心學（Somatics）的定義Somatics，其字義源自希臘文——soma是身心合一的身體，這個身體是一個有不同情緒感受的、一個動態的、流動的和不斷改變的活體；它是一種「存在於當下當刻之感知、自我覺察和自我調整、改變的生命有機體」。

而在療癒中加入了芳香療法（Aromatherapy），是一種非傳統醫學的輔助療法。芳療是利用萃取芳香植物所產生的物質——精油及其他芳香化合物改變心理、生理、靈魂（身心靈）的不平衡。植物精油是大自然帶給人類極具能量與美麗的產物，精油的原身是香草植物，而人的原生是動物體，植物需要透過細胞組織代謝分裂成長，再次分裂時產生了植物的藥理及芬多精，為了生存的二次分裂給人類帶來驚喜與生機活力。而植物藉由香氣引領著人們探索療癒的本質，體會每個人的生命故事。在《香水》這部電影中，曾有這樣一句台詞——人可以在偉大之前、在恐懼之前、在美麗之前閉上眼睛，可以不傾聽美妙的旋律或誘騙的言辭，卻不能逃避味道，因為味道和呼吸同在。

精油氣味之所以能療癒人心，只因身體被需要開啟及釋放，唯有啟動後的身體能消弭彼此近在咫尺的距離。若身體是一個流動的、有感知的、能夠學習調整的有機體，那植物精油就是在那身體上跳躍的音符，讓我們找回生命中遺失的樂章。

當我們準備好經歷生命中的新奇時刻，它就在哪裡，隨時開始。是因緣的成熟，抑或明白；沒有任何一片雪花會因為意外落在錯的地方。

善待自己！愛你的存在！讓自己幸福！

——吳宙姘（Chilbil），寫於台北

1

岩蘭草

寧靜的風暴

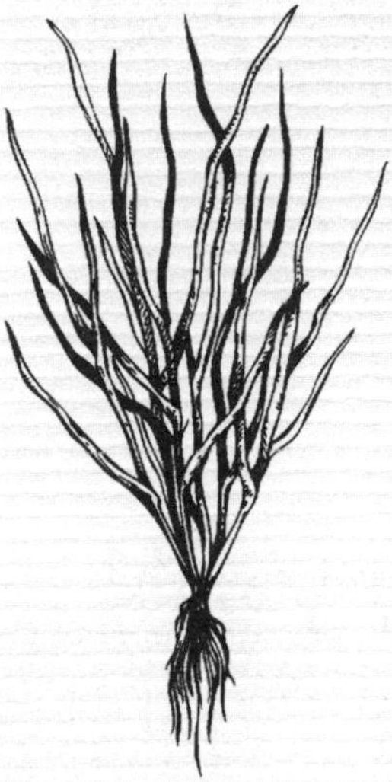

V E T I V E R

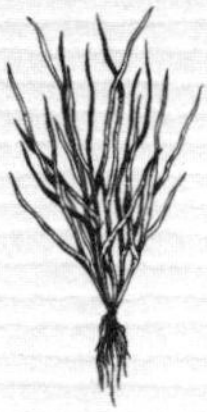

沉靜、滋養、修復

風暴中

一股寧靜的力量

靜待藍天

展翅重生

雪伶是老客人愛蜜兒的閨密。

有一天，愛蜜兒跟我說，想介紹一個需要療癒的好友來工作室。她感覺雪伶目前的狀態，只有我可以幫她。

療癒是我的本業，自然來者不拒，只是見面前我想得到更多的訊息。「她是要療身？還是療心？」

「身心都要。」愛蜜兒的語氣有些沉重。

「哦，那可以說說她的狀況嗎？」

愛蜜兒搖搖頭，「還是先別透露吧，免得干擾妳的判斷。說多說少，讓雪伶自己決定也比較好。」

於是，雪伶來到了工作室。

那天下午門一開，映入眼簾的是一個白白淨淨、纖瘦細弱的女子，衣裳也同樣的白淨。那形象讓我聯想到開在水塘邊，清清雅雅、暗香盈盈的野薑花。她輕巧小心地闔上門，轉過身來和我四目相對。在那清亮的眼眸裡，有著一點靦腆不安，還有一抹似乎未曾涉世的單純。

我依例請她坐下，進行簡單的口頭諮詢，並請她填寫一份身心狀況的表格。雪伶下筆迅速流暢，沒有絲毫遲疑，顯然十分熟練。諮詢結束，我問她有沒有特別想針對身體哪一部位進行療癒？雪伶說：「今天可以只做一小段就好，不做全套的嗎？」

全套？半套？

我心裡噗哧笑了出來。「沒關係，我們慢慢來，妳先去沖個澡。」

我帶她進澡間，為她調配薰沐的藥草，讓她沖澡後可以享受藥草的蒸氣浴。她在裡面待了好久，時間長得令人困惑。我不安地敲敲門，「妳還好嗎？」

沒有任何回應。

我有些擔心，不確定要不要再問一次？終於，雪伶推門走了出來。可是——老天！這小姐裸露在浴袍外的皮膚，盡是一條一條鮮紅的爪痕。我愣了一下，看著她，狐疑地問：「蒸氣很熱，是嗎？」她沒回答，眼神穿越我，看向前方。

我忍不住追問：「妳每次洗澡，都會抓成這樣嗎？」

「是。」她神情木然地點點頭。

我的心裡又多了一個問號。

接下來，我還沒建議要調什麼按摩油，她竟然主動說：「妳可以幫我用岩蘭草嗎？」

我嚇了一跳！心裡忍不住嘀咕：老天，妳在跟我開玩笑吧？我很討厭岩蘭草耶！要是我，才不會想到它呢。

一個問號又閃過腦海：雪伶該不會也是諮商心理師吧？

介紹她來的愛蜜兒是我的長期客戶，本業就是諮商心理師。我和愛蜜兒已經從主客關係進展成無話不談的好友，難不成愛蜜兒是想讓雪伶來療癒我？

Chilbil的悄悄話

岩蘭草，是我初學「香氣抓週」時抽到的第一支精油。乍一聞到那氣味，我差點停止呼吸！那氣味，觸動了我內在某一個被打包得深深的、不想去碰、去處理的團塊。那從心底某個角落隱隱悠悠、朦朦朧朧竄上來的感覺，慌得我想拔腿就逃！而現在雪伶竟然指名要用岩蘭草？老天，這是要療癒她，還是療癒我？

只是一瞬間的事。我不動聲色，努力讓自己回過神，試著再問一次：「妳想用岩蘭草？不加別的，就只要岩蘭草？」

「對，只要岩蘭草。」雪伶的語氣堅決而肯定。

我很少碰到客人喜歡岩蘭草，還如此清楚自己的需求。

我很困惑，但感覺還不是細問的時候。我在基底油中滴入岩蘭草，那帶著草根熏炙的氣味逐漸漫入空氣裡。油才調好，雪伶又說：「今天，我們可以只做腳嗎？」

「只做腳？好啊，沒問題，我們就只做腳。」

療程開始，我的手才觸碰到她的腳，一股恐懼、驚慌的能量就像觸電一般，倏忽竄入我的指尖。雪伶的身體反應像是一隻被獵豹抵住胸口的羚羊，緊張、僵硬而又無能抵抗；而那隻即將噬咬、撕裂她的豹子就是我。

我不懂為什麼我和她之間會湧現出這種緊迫對立的情緒？也不懂為何腦海裡會出現羚羊與豹的畫面？

我深吸一口氣，試著緩和自己，也緩和她。我在心裡悄聲說：放輕鬆，妳不是羚羊，我也不是獵豹。

儘管我一再輕柔地推撫她的腳，她的腳踝卻始終僵硬而冰冷，尤其是左腳踝。那緊繃的小腿讓我擔心是不是就快抽筋了？她右腳的五個趾頭不停搓揉按摩床上的大毛巾，好像隨時都想跳起來逃走。十隻手指則緊緊抓著床巾，糾著、絞著，好像登山的人緊緊抓著攀繩。

我小心翼翼地揉按、撫觸這驚恐的軀體，想把那不安揉散。但從指尖回湧過來的，卻是一陣陣的抗拒。一股奇特而詭異的能量瀰漫整個空間……

我偷瞄了一下，雪伶眉心緊蹙，閉緊的雙眼汩汩泛出淚水，顯然一點都不享受這段療程。直覺告訴我，這女孩的身體曾經受過極大的侵害。

我的心揪了一下，好心疼啊！蹲下身，我在她耳畔輕聲說：「只要妳覺得有任何不舒服，我們可以隨時停下來。這裡很安全，妳安心。」

她發出微弱的聲音：「我知道，愛蜜兒有告訴我。」

「好的，我們慢慢來。今天要不要只做到這裡？妳已經很勇敢了。」

雪伶近乎低喃地問：「可以嗎？」

我再一次溫柔而堅定地回答：「當然。如果妳想躺在這裡休息，也沒有人會催妳。」

雪伶怯怯地、小小聲地問：「我可以在這裡躺很久嗎？」

「妳想躺多久就可以躺多久哦！」我悄悄帶上門，把靜靜的空間留給她。

約莫半個小時或再久一些，雪伶穿好了衣服，推開門，向我走來。

「還好嗎？」

「嗯，很好。」雪伶野薑花般的白淨臉頰，泛著微微嫣紅，嘴角帶著淺淺的笑，似乎已經重整好自己。

我對她點點頭，「療癒要給自己一點時間，不用有太大壓力，不用勉強哦。」

「那我可以和妳約下禮拜的療程嗎?」
「這麼快就要再來?不需要多一點時間平復嗎?」
「我想快一點。」她的語氣很堅決。
於是,我幫她預定好下週的時間。

Chilbil的悄悄話

從事身體工作三十多年,我逐漸領悟到:身體的每一個細胞,似乎都承載著主人的記憶與情緒。每一次療程,客人的身體都在教導我如何傾聽那藉由「身體的連結」所傳遞出來的信息。這就是為什麼一碰觸雪伶那特別僵硬的左腳踝,我便禁不住要懷疑她和母親的關係是不是非常緊張?而那長了繭的腳趾尖,彷彿訴說著主人無法把身體的重量放鬆地交給大地,恐怕連穿著鞋都像是老鷹緊扣著腳爪。面對生活中的其他時刻,她應該也是如此戒慎恐懼、如履薄冰吧?這是否意味著雪伶對自我價值有所質疑?不容許自己犯下一丁點兒錯誤?

一週後，雪伶再度來到工作室，渾身依舊散發出野薑花般的清雅。不同的是，這回她像個小女孩似的湊到我身邊，期待地說：「我好喜歡妳上週調的藥草浴香氣，這次可以調一樣的藥草嗎？」

哦？我愣了一下。上週我只是順手抓了一些藥材，不太記得確實的用藥。重新來吧！我給她調了菖蒲（可以辟穢除障，像把利劍斬妖除魔、開竅寧神，還能醒脾和胃）。有一瞬間，我拿起帶有母性能量的薰衣草，但想起上回她的左腳踝特別僵硬，應該是和家庭的連結出了問題。於是，我放下它，改拿起橙花。上回的療程，我感覺到她幾乎是五臟失調、身心俱疲，處在一種能量虛脫的狀態。橙花能調和五散，有安神作用，還有很好的保濕效果。如果她又把自己抓傷，也能適時給予呵護。此外，我還準備了濕敷眼睛的杜松純露。

結果，她在浴間待得比上次更久。

不過這回我不擔心了。菖蒲、橙花、杜松，植物的小精靈會陪著她，讓她和自己對話、玩耍、放鬆身心。

終於，她推開浴室的門走出來，臉上有一種鬆弛後的微醺神態。

「那天回去還好嗎？」

「謝謝妳，很好呦！那天很好睡，我很久沒有這麼好睡過了。」

「有做夢嗎？」

「沒有。」

我說：「今天在浴室裡待得比上回還久呢！」

她一臉陶醉，「今天的味道好好聞呦！」

「沒上回抓得凶了。」我端詳了一下她露在浴袍外的肌膚，幾乎見不到抓痕。

「對呀！平常洗澡，我都會一直想抓身體，但今天聞著那藥草的氣味，忽然就不想抓了，真神奇。」

「好喲，那我們開始吧。今天妳想用什麼油？」

「岩蘭草。」雪伶回答得毫不猶豫。

天啊！又是岩蘭草？

我深深吸了一口氣，小小聲吐出：「好吧。」隨即安撫一下我內在那個不安的小孩：親愛的，妳可以的，我們上路吧！

和上回不同的是，雪伶要求先趴下來，讓我從背面做起。一樣從腳開始。

這回，雪伶放鬆多了。我的雙手緩緩地在她的腳掌、腳踝、小腿之間游移，好像小水鴨在平靜的湖面划動小蹼，溫柔地觸探著水底的信息。

好一會兒，雪伶突然說：「老師，我想跟妳說一件事。其實，我也是一個諮商心理師。」

「我有猜出來喲！妳還想告訴我什麼嗎？」

雪伶遲疑了一下，低聲說：「會想來找妳療癒，是因為我的身體一直沒辦法被人觸碰。」

「嗯，這個狀況我上週有察覺到。我發現妳很緊繃，而且非常緊張。妳不想和別人有肢體觸碰的狀況，是不是可以追溯到很小的時候？妳和家人的感情好嗎？」

她的身體突然緊繃起來，好像被觸及警戒線，語帶憤怒地說：「我還不打算談這一塊。」

「那妳想談什麼？」

「我希望我的身體可以接受『被觸碰』。」

「其實能不能被觸碰，只要不影響生活，也沒有什麼關係呀！」

「可是，連男朋友想碰我，我都沒法忍受。」

「是這樣呀？那為何想要改善？」

「我們論及婚嫁了！總不能一直過無性生活啊。我希望可以突破這個障礙。」

「哦，妳很愛男友。」

「不，是他很愛我。」

我有點詫異，忍不住問：「他很愛妳，難道妳不愛他？」

雪伶無助地說：「我很愛他，但不知該如何愛？我們從交往以來，一直停留在柏拉圖式的精神戀愛，就因為我無法跨越身體這一道關卡。我希望在結婚前，能夠有所突破。」

「男友理解妳的心情嗎？」

「他知道，我們是高中同學，高一就在一起了。」

「哇，」我驚嘆道：「是這樣呀！」

我意識到雪伶已經逐漸進入傾吐私密的階段，於是雙手更加溫柔地撫觸她的身體，低聲告訴她：「請安心跟我說妳的故事，想說到哪，就說到哪。不想說，隨時可以停下來。」

然後，我聽到了一個悲傷的故事。高一那年的暑假，某個從補習班下課的夜晚，雪伶在回家的路上被性侵了！

她的男友，從頭到尾都知道這件事。

他們幾乎天天一起回家，唯獨那一天，男友有事沒法陪她，卻發生了這件令人痛心的憾事。

從那天起，男友就一直活在自責的痛苦裡，也始終陪著她。

我一邊推撫著雪伶的身體，一邊聽她喃喃低語，心裡有個問號冒了出來：這回，雪伶為什麼要求從背面做起？是避開面對面，好更自在地傾訴？還是，這就是當時她被性侵的體式？或者，兩者都是？她是諮商心理師，經歷過長時間的自我療癒，相信她很清楚知道自己需要什麼，也明白療癒的步驟。

我的雙手從她的小腿、大腿、後背緩緩推撫。我知道，每一個按揉觸撫，都在層層勾掘出那沉埋的記憶。我心中的不捨與疼惜，伴隨著甜杏仁、荷荷芭、岩蘭草沉靜堅穩的潤澤，徐徐滲入那蒼白、細緻、柔嫩的肌膚裡。我放慢速度，用心聆聽她近乎耳語的低喃和幽隱的啜泣。當她開始描述被性侵的過程，身體忽然變得比上回更加僵硬，那從指間竄上來的抗拒能量也遠遠比上回強大！她的另一隻腳劇烈地在床巾上來回搓動，兩隻緊緊揪住床巾的手幾乎要扭曲起來。

我強烈感覺到：此刻我的雙手，正在雪伶身上重現被侵犯的歷程。我就是那性侵她的人！由點、線到面，觸動那被身體細胞深深記憶的戰慄，一種原始慾望不被尊重地撩撥起來的強烈憤怒，一種身體主權被剝奪之際，生死未卜的極端恐懼……我和那一波波強烈的負面能量共振著，幾乎招架不住。

「要不要停下來？」我說：「我們可以休息一下。」

「沒關係。」她緊蹙眉頭。

「確定嗎？我覺得應該停下來了。」

她抬起頭看了我一眼，滿臉縱橫交錯的淚水。

真是令人心疼的勇敢女孩！「夠了，我們休息一下，不要那麼急。妳可以繼續躺在這裡休息。」

她的眼角不斷湧出淚水，像個無助的孩子。「妳可不可以留下來陪我？」

我在她身邊坐下，靜靜守候著。

岩蘭草的氣味和著低緩的樂聲在空氣中旋繞，一股靜謐的能量水波般流漾開來……

過了好一會兒，她的表情漸漸恢復平靜。我輕聲問：「妳是什麼時候開始想自我療癒的？」

「我出事之後，男友很自責，陪我做過無數次的諮商。我也陪著他看了許多心理醫師，希望能療癒他的自責。這十多年來，我們投入諮商的行業，成為療癒者，也四處尋醫想療癒彼此。只是這些心理層面的諮商和專業理論，固然協助我們釐清了責任的歸屬，釋放了心中的罪惡感。但是，我的心裡仍然不時掠過一種失落了什麼的陰影，有一種配不上男友的感覺。而且，埋藏在我身體裡被侵犯的銘印依舊無法解除，嚴重影響到我們的親密關係。愛蜜兒告訴我，妳或許可以幫我完成這最後階段的身體療癒。我知道，觸覺可以轉化銘印在身體裡的傷痛。」

Chilbil的悄悄話

這對我而言是很特別的體驗。一個諮商心理師，明確地肯定觸療在身心重建上的功效，給我很大的鼓舞。不過，我們第一階段的治療過程卻近乎病態，連我自己都覺得非常不舒服。每一次，我都彷佛化身為那個性侵者，反覆重現當時的情境。只是，我也同時藉由雙手注入愛與祝福，陪著她一起穿越那詭異糾結的能量場，將她帶回當下，接受並疼惜受傷的身心。挑起與撫慰，是這第一階段療程的雙重奏。

我靜靜聽著雪伶的傾訴，心中浮現一個問號：她的父母如何看待這件事？如何安慰她？

雪伶繼續喃喃低語：「男友的家庭小康，父母親開朗樂觀，家中洋溢著甜蜜溫暖的氣氛，給我許多支持。師長、閨密和好友也陪伴我、寬慰我、為我打氣……」

我期待著她的父母上場，但遲遲沒有出現。我終於忍不住打斷她：「妳的父母呢？當時，他們的想法是什麼？怎麼陪伴妳？」

雪伶愣了一下，抬起頭，冷冷地說：「我爸爸從頭到尾都不知道！媽媽說，這事不能讓爸爸知道。」
「什麼！為什麼？」
「媽媽說，那會讓他丟臉。」雪伶的語氣十分冷漠，「爸爸是大公司老闆，社經地位很好。媽媽覺得不能讓爸爸知道，太丟臉了！」
雪伶將話鋒一轉：「感謝男友始終陪伴著我，男友的父母一次又一次安慰我，一再強調這不是我的錯。」
眼前這個蒼白瘦弱的女孩，既像散發著幽香的野薑花，也像巴哈花精的水堇，寂寥地孤立水上。我知道她還沒準備好處理和爸媽的關係，也就不再追問。
接下來將近半年的時間，雪伶幾乎每週都來報到，每次都堅持用岩蘭草。基於對案主的尊重，我擱下最想用的「沒藥」，全然配合。但心中一直有個疑問：為什麼雪伶對岩蘭草情有獨鍾？

Chilbil的悄悄話

我也在檢視自己為什麼這麼討厭岩蘭草？多年來的經驗，我發現個案的用油往往和我息息相關，愈是我不喜歡的油，我的案主偏偏就是愛用。常常，面對那不可思議的巧合，我會向老天求助：天啊，這是療癒她，還是療癒我？我常會提醒自己，面對案主時，要將自己歸零。似乎只要接納與順服，上天就會默默地為我們同時帶來祝福。

半年之後，雪伶終於可以讓我一路到底做完整個背面的療程。然而，我的心裡除了岩蘭草之外，還有另一個待解之謎。

一回療程中，我忍不住問：「為什麼妳對父母親充滿恨意？尤其是母親？」

雪伶一臉錯愕，「為什麼妳知道我對父母充滿恨意？」

「是妳的腳告訴我的。妳的左右腳踝都非常緊繃僵硬，經過這麼長時間的按摩，完全沒有改善。尤其是左腳，不但僵硬而且腫脹。我們的身體會儲存情緒記憶，而身體的各個部位都有相對應的情緒來源。腳踝代表妳和父母的關係，右邊是父親，左邊是母親。所以，我推斷妳和父母的關係都不好，尤其和母親的關係更是惡劣，甚至到痛恨的地步。」

我看見她捏緊拳頭，眉心緊蹙！

我繼續說：「如果沒有和父母親和解，在妳的人際關係中，只要對應到和母親角色相關的狀態，都會出現問題。即使是親密關係，也可能會有難以突破的關卡。」

雪伶緊閉雙唇，沒有回應。我想她還沒準備好要面對這個課題。療癒的經驗告訴我，只能到這兒了。

我改口問她：「有件事我也十分好奇，為什麼妳這麼喜歡岩蘭草？一直要用岩蘭草？」

她突然驚住，好一會兒才說：「我也覺得納悶。坦白說，這氣味很像是當初性侵我的人身上的味道。」

我驚訝得雙手頓時停了下來。天啊！那我每次用岩蘭草，不就是一次次把她帶回強暴現場，重複那可怕的情境嗎？這需要多大的勇氣啊？我心疼地想哭，心裡一直呢喃著：這女孩竟然這麼勇敢！

Chilbil的悄悄話

也許，雪伶是想用最極端的手段治癒自己。在心理劇的療癒中，案主必須重回現場，讓自己跳出受害者的情境，再一次觀照並且詮釋當時的事件，藉由全新的領悟得到重生。岩蘭草近似性侵者身上的氣味，正是重建現場的重要元素。不過，岩蘭草是大地療癒師。它特有的強大能量也同時浸潤著雪伶的身心，喚醒內在的靈覺，一路支持她勇敢翻攪那沉痛的記憶與創傷，協助她再度重生。而奇妙的是，一次次下來，我自己也愈來愈能接受岩蘭草的氣味，漸漸與之相安了。

有一次做背面的時候，雪伶忽然奮力掙扎，背部肌肉幾乎全體動員起來抵抗，近乎痙攣。她憤怒地嘶喊、咆哮，哭叫著揭露當時那男人如何傷害她的所有細節。

我有點震驚，隨即停下來，在床邊坐下，輕拍她的背，溫柔地說：「沒事沒事，已經過去了，都過去了！妳的身體雖然被侵犯，但那不是妳的錯。現在，妳有絕對的自主權，可以掌握自己的身體狀況。」

她忽然坐起身，聲淚俱下地大吼：「誰說不是我的錯！我媽一直罵我，說一定是我犯賤、不知怎麼招惹到人家，才會惹禍上身！我媽羞辱我、罵我、說我不要臉，丟盡她和爸爸的面子……」

我很訝異，怎麼有媽媽在女兒最脆弱、最需要安慰的時候，用如此粗暴的語言，再給她重重的一擊？真想痛扁她媽媽一頓！

但我只能無奈地說：「也許媽媽還沒學會怎麼做一個好媽媽。人生中的不同角色，都是需要學習的。有了這些體驗，相信未來妳一定會是一個很好的媽媽。」

雪伶偎在我身上啜泣，持續二、三十分鐘，才慢慢平靜下來。

我原本想進一步做正面的療程，仍然無法有所突破。

之後很長一段時間，療癒都沒有進展。雪伶還是只能做背面，無法讓我做正面。隨著婚期日漸迫近，我心裡著急起來，打了電話給愛蜜兒。「嘿，謝謝妳給我一個挑戰度這麼高的個案！」

愛蜜兒倒是很雀躍。「她已經改變很多了耶！」

「是呀！但是還差最後一哩。」

那段時間我常常思忖著該如何突破？有一天，靈光乍現，我告訴雪伶：「下回，請妳帶著男友一起過來。」

一個禮拜後，男友陪著她來了。我把他們帶進療癒空間，請男友用抓週的方式選擇調配的油。結果，他抓出來的第一支油竟然又是岩蘭草——這支充滿愛與勇氣的油！

我打趣地說：「你可真是『勇者無懼』呀！」

他笑了一笑，堅定地說：「是的，我需要。」

第二支抽的是鼠尾草。古代希臘醫師迪亞斯克瑞斯（Dioscorides），曾經形容鼠尾草為「拯救者」，向來有救贖者的寓意。

「你抽第一支油，想的是什麼？」我問他。

「自己。」

「第二支？」

「雪伶。」

「那第三支呢？」

「我們的未來。」

第三支抽出的是橙花。

橙花象徵的是安然自在、幸福美滿。

這三支油，顯化男友取代了雪伶的父母，扮演充滿愛與勇氣的「拯救者」角色，也預示他們美好的未來。我不禁讚嘆起宇宙的恩典與身心靈的奧妙！

調好油，我先示範手法與程序，雪伶的身體仍然明顯反應出抗拒和不自在。男友雖然知道所有一切，但直接面對雪伶的身體反應，這還是頭一遭，他有些驚訝！

我告訴他，這已經是多次療癒之後的狀態了，至少不再有攣縮、糾結的情況。我指導男友學著我，亦步亦趨，謹慎緩慢地用雙手安撫雪伶的身體。

幾次之後，我覺得時機成熟，便告訴他們：「這一回，讓男友來做正面的療程，我就不在旁邊了。」

「妳可以陪著我們嗎？」雪伶帶著求救的語氣說。

男友也呼應道：「請妳待在我們身邊！」

順應他們的希求，我留了下來，並提醒男友：「請記得進行的過程中，做到哪裡，就把做完的部位覆蓋起來，讓她有安全感。」

我原本想用毛巾蓋住雪伶的眼睛，她竟然說不用。

開始前，我又叮囑男友：「此時此刻，觸覺比氣味重要。此外，言語也非常重要。請在她耳畔，溫柔而堅定地說：這一切都過去了，這絕不是妳的錯。不管妳變成什麼樣子，妳永遠是我最愛的人，我絕不會因此而嫌棄妳。如果我嫌棄妳，早就拋下妳不管了，我會像以前一樣一直陪著妳，妳不用害怕。」

那天，男友的手是春陽，暖暖熱熱地撫觸她正面的身體。那溫柔的耳語猶如春日微風，吹入她的心坎。雪伶的淚水沒有停過，男友的眼淚也伴隨雙手滴落在她身上；陽光、風，雨露，在我眼前唱和著療癒之歌。

療程結束，兩人相擁痛哭。這麼多年來，雪伶走不出陰影，男友也一直活在自責的罪咎裡；沒有想到，他們可以用這樣的方式相互療癒。我在一旁見證這神聖的時刻，被他們之間誠摯的愛感動得滿臉淚水。這一刻，身為療癒師的我，深刻感受到：每個案主才是他們自己最好的療癒師。

接下來每一回療程，都由男友來做，情況一次比一次好。終於，在婚期之前，雪伶身體受到的傷害銘印已大致淨除、轉化，可以擁有正常的親密關係了。

但是，雪伶還有一個功課沒有做完。有一回，男友私下告訴我，雪伶曾經為了媽媽幾度自殘。因為被性侵後好長一段時間，她不斷在夢裡看見媽媽指責她、數落她，那殘酷的嘴臉比性侵事件，對她傷害更大。

身為諮商心理師，他很明白，雪伶的最終療癒有待於和父母的和解，那也是他的至誠祈願。然而，雪伶曾告訴我：「我最痛恨的人就是我媽，比性侵我的人還恨。老師，妳說我這是不是很病態？」

我安慰她：「我可以理解，性侵的人傷害的是妳的身體，但媽媽的言語卻刺傷了妳的心。這傷害來自至親，來自於賜予妳生命的人，要撫平它，真的很難。」

最終，雪伶沒有邀請父母參加婚禮。

這個故事仍在進行中。雪伶和先生還是會來工作室，接受抒壓或其他身體的療程。只是，她和父母的關係仍未修復。

我沒有堅持雪伶一定要回溯原生家庭的創傷。療癒是終其一生的漫漫長路，就如雪伶的先生為她抓週的油所顯示的：先生是她的救贖，也是為了拯救她而生。在目前這個階段，他們已經完成了彼此的功課。

雪伶現在是兒童諮商心理師，這個選擇，或許是她的靈性編寫的劇本。冥冥中，愛與光的能量總是以不可思議的連結默默運作著，在適當的時刻幫助我們完成今生的功課。

聽說，雪伶的父母仍然持續努力想要與她和好。也許，在未來的某個時刻，時間將會催化出意想不到的結局吧！

2

玉蘭花

尋找記憶的氣味

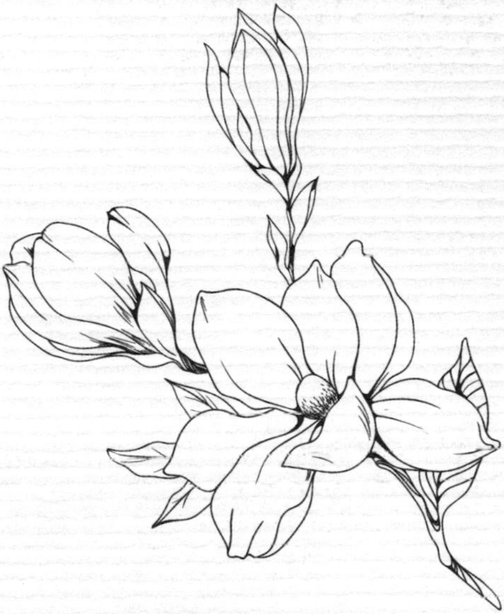

M A G N O L I A

忠貞不渝的
愛情
你身上的香
我能記到
白髮蒼蒼

這個故事發生在我學習芳療的第二年。

那時，我已經從事身體工作十多年。對這工作，我有無可救藥的熱情，只要知道新的手法就想學。芳療，便是我想嘗試的新元素。

一天，跟隨我多年的個案裘蒂忽然問我：「我媽失智了，她很喜歡香香的氣味，妳可以來家裡幫我媽療癒嗎？」

我壓根沒聽進老人家「喜歡香香的氣味」這句話，只聽到「幫我媽療癒」。當時，我對自己的手技信心百分百，而我的另一個強項就是「擅長溝通、老少咸宜」，於是立馬接下這個邀請。

裘蒂媽媽的筋骨關節不好，她希望我能特別加強這部分的復健。所以，我帶去調給奶奶的油都是木質類、樹脂類的精油。

奶奶是輕度失智（0–3之間），但已經時而清醒、時而迷糊。我第一次去的時候，奶奶說：「丫頭呀！妳找誰呀？」「奶奶，我找您呀！」

按摩過程中，幾乎每五分鐘，奶奶便會問一次：「妳來幹嘛呀？」

「我來幫您按摩啊！」

每一週，我都固定去一次，這個對話模式約莫持續了一個月。

說實話，那個月我真悶得想死啊！因為奶奶對於我雙手施加在她身上的溫暖撫觸完全沒有回應。

作為一個身體工作者，我非常在意療程進行中和案主的互動。可是那一個月，奶奶沒有任何表情、沒有給我任何讚美，更別提什麼回饋了。

奶奶的狀況有任何好轉嗎？我察覺不出來。好幾回，在一個半小時的療程裡，我們連一句對話都沒有。

如果有，冒出來的永遠是那一句：「妳是誰？妳來做什麼？」

療程陷入瓶頸，我的焦慮感愈來愈強，對自己的療癒能力充滿了質疑。剛接案時的一腔熱情，早已被消磨得無影無蹤。終於，我決定「辭職」，請裘蒂另請高明。

電話一接通，我都還沒提，裘蒂就興沖沖地說：「Chilbil（我的英文名），我媽媽一直在問，妳下個月會再來嗎？」

啥？我的腦袋冒出一堆問號。

「奶奶從來沒問過我，也沒跟我說過什麼話呀？」

裘蒂詫異地問：「妳們都沒講話嗎？可是我覺得我媽這段時間精神狀況比以前好，和我們的互動也變多了。我感覺她還滿期待妳來的呢！」

嘿！怎麼會這樣？我本來是想「辭職」的呢！

裘蒂鼓勵我：「媽媽都這麼說了，妳就繼續來嘛！」

那天，我胃痛了一整天。

一週過後，我有些意興闌珊，沒特別挑選精油，隨手抓幾瓶塞進包包就出發了。

進到房間，我叫了一聲奶奶，就逕自準備起來，一聲不吭。奶奶也沒說話，只是一直盯著我看；空氣好像停止了流動。

就在我準備調油的時候，奶奶突然開口了：「丫頭，妳很不喜歡香味，是嗎？」

這突來的問話，讓我怔住了！

「不會呀！是不是我每次調的，您都不喜歡呀？」

奶奶有些生氣、提高聲調，嚴肅地說：「妳的香味都沒有層次。」

「嗄？沒有層次？怎麼說沒——有——層——次？」看著眼前這失智的老奶奶，我有種被棒喝的錯愕！

Chilbil的悄悄話

那天回家後，我把所有為奶奶調過的油一瓶瓶拿出來（還好我每次都有保留），很用心地一一嗅聞。咦？怎麼都是木質調的氣味？我忽然意識到，這些氣味都是我要的而不是奶奶要的。我壓根兒忘了裘蒂叮嚀過的：媽媽喜歡香味。我犯了療癒者最容易犯的錯——自以為是！或者，是我把自己的需求投射到了奶奶身上？

被奶奶的話刺激到，我回說：「奶奶，那今天換您來調油！」

奶奶竟然自信地說：「好。」

嘿，這下我好奇了！這先智的老奶奶懂得調油嗎？她會如何調油？

奶奶先在油缽裡倒了一些基底油，然後拿起一瓶瓶精油，各滴了幾滴。

我驚訝地問：「奶奶，您怎麼知道要先放基底油？」

「妳每次不都是這樣加在一起的嗎？」

「看起來是，但基底油和精油是有一定比例的喲。」

「妳每次都只調這幾組油呀！」奶奶皺了皺眉頭，拿出乳香，「妳最喜歡這個，我看妳拿了十幾次。」

我很詫異奶奶記得這麼清楚，失智的奶奶原來並沒有喪失學習能力嘛。

我接過乳香，莞爾一笑。嘿！我都沒覺察自己偏愛乳香，奶奶竟然注意到了。

我又把乳香遞給奶奶聞，問她喜不喜歡？

奶奶說：「單聞很好聞呀！可是加多就不好聞了。」

我拿起奶奶調好的油說：「這次就用它來按摩吧！」

奶奶搖搖頭。「這不是我要的。」

她蹙著眉、屏息凝神，認真聞著每一瓶精油，彷彿在找尋某一種氣味。

「奶奶想找什麼味道？我可以幫您找喲！」

奶奶不理我，繼續在精油盒裡翻。

後來我才逐漸意識到，奶奶好像在找尋記憶中的某個氣味。

就這樣，藉由嗅聞精油以及嘗試為自己調油，奶奶開始和我說話，我們有著一個多月以來最好的互動。

晚上裘蒂打電話給我，興奮地說：「妳回去後，媽媽好開心，和我們的互動出奇地好呢！」

Chilbil的悄悄話

那天我的心情錯綜複雜，可以說是「悲欣交集」呀！奶奶是老天派來終結我對身體觸療的自信，翻轉我對氣味的看法嗎？多年來從事療癒工作，我一直覺得只有身體碰觸與互動才能真正連結彼此的心靈，相互感通交流，並在信任與交託的過程中，釋放案主積累在肌肉與細胞之內的種種負面情緒，達到療癒的效果。這樣的認知與實際的成效，支持我充滿熱情地不斷研究肢體療癒的各種技法，並且對自己的雙手充滿信心。可是奶奶的反應，顛覆了我一定要有肢體接觸才能有療癒的觀念。那天，我完全沒有碰觸奶奶的身體，只是和奶奶玩氣味，她就這麼開心，突破了我們這一個月來的瓶頸。在這之前，我只是把氣味當作身體按摩中一個「加強效果」的元素。在那個階段，我對於「香氣對心靈的影響」以及「香氣對身心的幫助」是有所保留的。是奶奶啟發了我再次思考氣味與療癒之間的微妙關聯。

接下來的療程，我們大部分就是在玩調油、找香氣，幾乎很少按摩。

有一回找著找著，奶奶突然微笑著對我說：「丫頭，香味會讓人有甜蜜的感覺喲！」

嗄？我愣了一下。「您說的甜蜜感覺是什麼味道呢？」

奶奶的眼神飄忽了起來，彷彿晃進一片迷霧……好一會兒，她嘆了口氣，悠悠地說：「我忘了！」

奶奶與我的尋香遊戲就這樣持續了兩年。神奇的是，奶奶像個經驗老到的調香師，調出的每一支油都非常好聞；雖然不是我的調性，但也不至於讓我排斥。我感覺到那一支支油，散發著奶奶心中愛的能量，調油的奶奶完全不像失智患者。裘蒂也說奶奶和她的對話增加了，和家人的互動也愈來愈好。

Chilbil的悄悄話

奶奶調的油，似乎一回回觸動著被我封藏在心底深處的愛。當年，二十七歲的我，在家族中有「滅絕師太」之稱，冷酷無情、獨斷專橫，連父母都畏懼我三分。因為我是家中大小事的主導者，我不容許自己的判斷與決定有任何失誤，不容許自己犯錯！陪伴奶奶的歷程，逐漸鬆動我內心的執念，體認到原本自己認定的「正確判斷」似乎不盡然「完全正確」。奶奶一路尋香，主導著自己的療癒，全然顛覆我的執著。這個衝擊讓我覺察到：一個療癒者應該聆聽案主身心的需求。聆聽、覺知、臣服、順應，就是一個調整彼此頻率的過程。這過程很可能也就是療癒者自我覺察進而梳理內在、整合轉化的歷程；療癒是雙向的，似乎沒有療癒者和被療癒者的分別。

就在我陪伴奶奶的第三年，有一天，一個經營農場提煉純露的同學遞給我一瓶新煉的精油，問我喜不喜歡。我轉開瓶蓋，竄出一陣濃郁的甜香，慌得我立即鎖回瓶蓋。但在那當下，腦海中忽然冒出奶奶的影像；她應該會喜歡！

我告訴同學：「這不是我喜歡的氣味，但是我知道有一個人會喜歡。可以轉送她嗎？」

「當然可以，但是要回饋使用心得喔。」

§

於是，我把那瓶油放進木盒，滿心期待看到奶奶的反應。

「我帶了一瓶您會喜歡的油，如果您能找到就送您喲！」我迫不及待今天的尋香遊戲。

奶奶像小孩挖寶一樣，一邊找、一邊開心地和我說笑。突然間，她的笑聲止住了，不再說話，空氣好像被按了暫停鍵。奶奶手裡握著我帶來送給她的那一瓶精油，在鼻子邊嗅吸著……

我開心地說：「奶奶找到了、找到了！這瓶精油很香吧？這就是我要送給您的禮物喲！」

奶奶木然地轉身面對我，看著我，雕像般停格。

就這麼持續好一陣子，她突然嚎啕大哭，嘴裡喃喃叫喚著：「鎮東！鎮東！」裘蒂和先生聞聲一起衝進房間，連聲問著：「怎麼了？」「發生什麼事？」

我把過程敘述了一遍。「鎮東是誰呀？」我迷惘地問。

裘蒂睜大眼睛，看著我。「鎮東是我爸爸，已經過世八年了。自從爸爸過世後，媽媽好長一段時間都想不起爸爸的名字……爸爸身體很好，我們原本都認為先走的應該是媽媽，沒想到，一場意外奪走了爸爸的生命。」

裘蒂告訴我，爸媽很恩愛，媽媽完全沒法接受爸爸離開的事實，好長一段時間不睡覺、不說話、也不哭。陪媽媽看了好幾個心理醫師、精神科醫師，他們都說沒法用哭泣宣洩悲傷是最嚴重的創傷。那意味著媽媽刻意封鎖了悲傷的記憶，不願意面對失去摯愛的痛苦。「醫生都說要想辦法讓媽媽哭出來，但我們試過許多方法都無法奏效。後來媽媽就不太提起爸爸，還把爸爸所有的東西都打包封箱，好像爸爸從來就不存在似的。當時，我還向媽媽抗議怎麼可以這麼無情？大約也就是從那時候開始，媽媽的精神逐漸恍惚，經常呆滯，慢慢便失智了。」

裘蒂很驚訝媽媽竟會喊出爸爸的名字，之前他們問她爸爸叫什麼名字，媽媽都拒絕回答呢。

我說：「我來問奶奶。」

「別問別問，」裘蒂緊張地小聲說：「我不想回到之前的狀況。」

「會嗎？我覺得不會耶。」

Chilbil的悄悄話

回想奶奶調過的油，第一個味道很香，但是帶著很強的激動、悲傷和憤怒。（精油裡的伊蘭好像釋放出她需要被愛卻被拋棄的憤怒——彷彿怨罵著：我這麼愛你，你怎麼可以離開我？）但是一次又一次，奶奶調出的氣味從強烈的激情慢慢變得溫潤起來，似乎是在尋找她曾經告訴過我的那個「甜蜜的感覺」。也許藉由這一次次尋香的歷程，精油的氣味一絲絲滲入她大腦邊緣系統中的海馬迴與杏仁核，悄悄釋放了突然失去摯愛的驚恐，以及原本被壓抑的悲傷情緒，喚醒了往昔甜蜜的記憶。當奶奶放聲大哭、叫出爺爺名字的時候，或許暗示著她的內在已經準備好，可以面對失去爺爺的事實了。

我告訴裘蒂，我還是想問問看，大不了就是打回原形嘛！

我走到奶奶身邊，抱住奶奶，「奶奶很喜歡這個味道，是嗎？」

奶奶一直點頭：「鎮東第一次送我的花，就是這個味道。」

「奶奶，您可以告訴我鎮東是誰嗎？」

奶奶看著我，一個字一個字很慢地說：「鎮東是我先生。」

裘蒂激動地跑過來說：「您想起爸爸了，是不是？」

「我當然知道鎮東是妳爸爸呀！妳怎麼會問這種話呢？妳糊塗啦！」

「奶奶，可以說一說您跟爺爺的往事嗎？」我好奇地問。

奶奶的眼睛亮了起來，嘴角帶著笑意。接下來一整個下午，奶奶興致高昂地敘說著年少的甘苦酸甜，時而眉頭深鎖，時而眉飛色舞。有些和爺爺的故事，連裘蒂都沒聽過呢！

原來，奶奶是一個富家千金，爺爺是窮小子。當年爺爺到奶奶家提親時，奶奶的父親問他：「你要用什麼來娶我的女兒？」

爺爺說：「我用畢生的心力來寵愛您的女兒。」

因為這個許諾，爺爺果真用畢生的心力來寵愛奶奶。做家事、煮三餐、照顧孩子。每一天，還為奶奶送上他們的定情物——玉蘭花。

怪不得奶奶曾經微笑著對我說：「香氣很甜蜜喲！」

看著桌上的玉蘭花精油，我終於知道為什麼當時問奶奶在找什麼，她說想不起來。她在尋找封藏在心底深處的記憶，那因為過度悲痛而被深鎖的甜蜜往事。

於是我問：「奶奶，您知道鎮東爺爺現在去哪裡了嗎？」

她看著女兒說：「我知道爸爸離開了，但是對我而言，他在我心裡，永遠沒有離開。」奶奶帶著微笑的雙眼，似乎仍沉浸在回憶裡。

離開前，裘蒂問我：「媽媽會不會變好？」

「病理學上好像沒有這種案例，我不確定奶奶是否就此恢復記憶。以奶奶時好時壞的情況，也許她又會逐漸淡忘這一切。但是，從下午奶奶興高采烈的神情看來，她已經把爺爺的愛甜蜜蜜地珍藏在心裡，不管是否恢復記憶，相信她這一生已經了無遺憾。我們就珍惜這個令我們感動驚喜的下午，感恩氣味為奶奶找回美好的記憶吧！」

3

薰衣草

其實媽媽
不是故意的

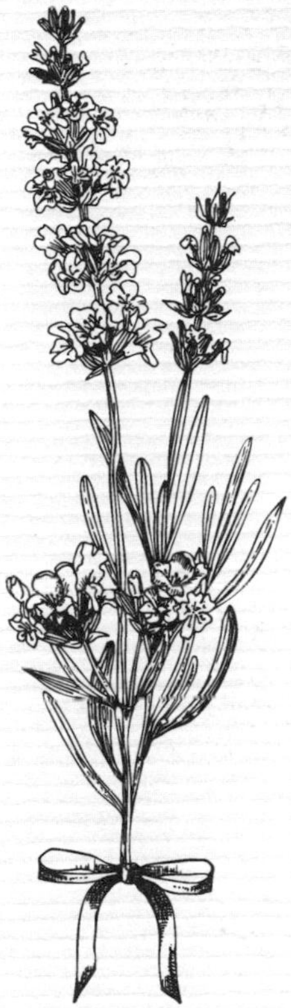

L A V E N D E R

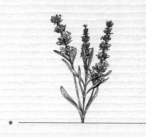

只要
用力呼吸
就能
看見奇蹟
等待與愛
再相遇

Sunny是一個企業負責人，剪著一頭俐落短髮，個子不高，眉宇間卻流露出一股剛強英銳的氣息，顯得精明幹練。她來找我，是因為有著嚴重的經痛問題。每次月經來，強烈的絞痛像要把前胸後背攪在一起，甚至嚴重到全身痙攣，真是痛不欲生。所以每逢經期她幾乎都得請假，偏偏她又是個女強人，非常不能接受自己在經期中的脆弱。

曾經去醫院做過完整的健康檢查，婦科部分沒問題。也看了許多著名的中醫師，吃藥調理，仍然沒改善。輾轉經過朋友介紹，Sunny這才來到我的工作室。

第一次幫她做身體，按摩腹腔的時候，好多氣泡鼓動著。脹氣之外，還有腹鳴的聲音，感覺其中鬱積一股憤怒的能量。

我用一些婦科的油幫她按摩，但效用不大，只是讓她覺得舒服一點兒。我直覺她的經痛不是婦科的問題，為了進一步找出原因，和她約定下回經期時再過來。

第二次，她在經痛劇烈的期間來。我把手放在她的腹腔上，火熱熱的，經火十分旺盛。我問Sunny，現在心裡有什麼感覺？

「非常不舒服，有強烈的煩躁感。」

這一回，整個療程我只單用薰衣草精油為她按摩。

會選擇薰衣草，是因為上回進行諮詢的某個剎那，突然直覺Sunny帶有一股強烈的薰衣草特質。

Sunny是個氣味麻瓜，既不用香水，也從不曾接觸芳療。但她一聞到薰衣草的氣味，相當驚豔。「怎麼這麼好聞！好像在哪兒聞過耶，這是什麼氣味？」

「薰衣草。」我明快地回答。

那天，在薰衣草的陪伴中，Sunny沉沉睡去，直到療程結束才慢慢醒來，神清氣爽地回家。

從此，Sunny愛上了薰衣草。更神奇的是，這回經期破例地沒有疼痛。她興奮地和我分享這難得的舒服，此後每次經期都主動來報到。

我雖然很開心可以緩解她長久以來的經痛，但心中隱隱覺得這只是治標。如果經痛不是婦科引起的，那根本原因會是什麼？為什麼薰衣草可以緩解甚至平息她的經痛？

療程持續著，我們成了無話不談的朋友。

我發現Sunny從來不談家人，也不提父母親。有一回聊天，她忿忿然地說：「我是個孤兒！」那咬牙切齒的神情讓我有些詫異。

有一年母親節，我突然接到Sunny的電話，語氣十分焦躁：「今天可以去做身體嗎？」我問：「妳的經期來了？」

「我是很不舒服，」她煩躁地說：「經期沒來就不能做身體嗎？」

那天她一進門就像點燃的炸藥，劈哩啪啦罵著：「搞什麼鬼呀！母親節很重要嗎？為什麼大家都不用上班在過母親節？」

我有點驚訝，有需要這麼憤怒嗎？「妳到底在氣什麼？每個人都有母親，母親節是國際性的節日，而且是禮拜天，當然大家都在慶祝呀！」

Sunny更生氣了，瞪著我怒氣沖沖地說：「我從來不過母親節！我從來不過母親節。母親節對我不重要！」

我不解地問：「我知道妳是孤兒，但為什麼妳對『母親』這麼憤怒呀？」

Sunny忽然安靜下來，不發一語，周遭的空氣卻依舊火燙。

當時，我們的療程已經進行一年多，她的經痛狀況在初期有改善，但後來連經期來前都會痛，治療陷入瓶頸。而且，她對薰衣草的依賴愈來愈嚴重，用量不斷增加，甚至自己每天用原油塗抹身體。令人納悶的是，為什麼薰衣草不能再為她止痛？

母親、薰衣草、經痛，以及Sunny這反常的強烈情緒反應，在我心裡反覆迴盪著，召引著我去解密。

剛巧Sunny的祕書小虹也給我做身體，於是我向她詢問Sunny在公司的狀況。

小虹直誇Sunny是個愛護員工的老闆，真心關愛員工，福利超好。但她也非常嚴厲，像一個慈愛而又嚴格的母親（難怪第一次諮詢時，我會覺得她帶著很強的薰衣草特質）。員工敬愛她，怕她一個人生活寂寞，常邀她一起參與活動，但她幾乎都會拒絕。

另外，令員工最困擾的，就是她MC來時很可怕，那脾氣簡直像個發狂的女暴君。每逢這時期，同事就會互傳信息，告訴大家要提高警覺，別招惹她生氣。同事們都很不解，為何Sunny會有這樣判若兩人的樣貌？

這是她在員工心目中的形象。

但這仍不足以解開謎題。

向來熱心多事的我，終於忍不住跑去Sunny被收養的地方——一所南部的孤兒院，探詢她的成長歷史。

一個年紀很大的修女，問明我的來意，開始說起Sunny的故事。

原來，Sunny是十歲才進到孤兒院的。

一天早晨，修女照例推開大門，發現一個小女孩蹲坐在門邊啜泣，眼裡都是淚水和恐懼。小女孩說媽媽去辦事，要她等在這兒，一會兒就回來。等著等著，太陽愈爬愈高，晒得身體熱呼呼，心也愈來愈急、愈來愈慌；小女孩望不到媽媽來，終於哇哇大哭！於是，修女把小女孩帶進孤兒院。從此，小女孩再也沒有見過媽媽。她在孤兒院裡長大，和修女以及一群孤苦無依的孩子們一起生活。

這就是Sunny來到孤兒院的經過。

我終於知道為什麼每當人們在歌頌母親的時候，Sunny會有那麼激烈的反應了。

修女說完這段往事之後，遲疑了一下，又說：「我年紀大了，有件事一直擱在心上，不知該如何告訴Sunny。也許，將來妳可以幫得上忙。」

修女溫柔的雙眼迷濛了起來，彷彿捕捉著記憶中的浮光。「有一天，Sunny媽媽悄悄來到孤兒院暗中探看孩子，並且告訴我事情的原委。原來，她和Sunny的爸爸離婚了！那是個不負責任的男人，不但沒能力撫養孩子，還留給她一堆債務。媽媽雖然出身於南部望族，但當時南部人有個觀念，『嫁出去的女兒，潑出去的水』。離了婚，有損門望，更不可能指望被娘家收容。當時，她正好有機會到日本謀職，如果帶著Sunny，很難毫無顧慮地去闖蕩，為了生存，她必須奮力一搏。媽媽曾經用心觀察孤兒院的環境、作息時間。修女們的慈愛安祥，讓她心安，深信孩子在院裡會比跟著自己更安定，才終於下定決心把Sunny留在孤兒院門口。幸運的是，Sunny媽媽在日本發展順利、頗有所成，終於還清債務回到台灣。她每個月都會來到孤兒院探詢Sunny的生活和學習狀況，並且送上生活費。我們了解她的苦衷，也知道Sunny對媽媽的棄養滿懷怨怒，曾經勸說媽媽和Sunny相認。但媽媽覺得我們在Sunny心中，已經替代了母親的形象，是她不可企及的。而且，她自覺未能善盡母職，心中很愧疚，始終不敢相認。如今Sunny長大，已經是事業有成的企業主，她更擔心這時出現，會讓人誤會另有所圖。於是，母女相認這件事就一直膠著下來。」

修女說完，語重心長地請託我：「現在，Sunny回來的時間愈來愈少。每次我都很想告訴她，媽媽不是妳想像中的那樣，卻遲遲難以啟齒。企盼有生之年，可以見到這對母女重逢和好。但是，以目前的狀況，似乎還不是時候。讓妳知道這件事情的始末，也許將來妳可以幫得上忙。」

Chilbil的悄悄話

離開孤兒院，我一路爬梳著Sunny對於「母親」違於常情的反應。十歲前她和媽媽相依為命，患難中的情感連結想必很深。她信任媽媽、對媽媽全然依附，沒想到媽媽竟然欺騙她！那個在修道院門口等待、渴盼媽媽出現的小女孩，心中銘印下「被拋棄的錯愕與恐懼」。她始終無法理解，為什麼媽媽會突然把她遺棄在孤兒院門口？困惑與不解在歲月裡將「錯愕、恐懼」釀成了憤怒。然而，十歲前曾經依偎在媽媽懷裡，享受過母愛的小女孩，也始終沒有忘記那幸福甜蜜的感覺。在某些孤單寂寞的時候，她會悄悄出現，告訴Sunny：我需要被呵護、被疼愛，我需要媽咪、媽咪會疼我！形諸於外的現象就是，憤怒的小孩在面對和母親相關的議題時會失去理性，近乎抓狂地抨

Chilbil的悄悄話

摯母親，給自己戴上一個不喜歡媽媽的面具！而那享受過母愛，曾經幸福快樂的小女孩，也沒能忘記在媽媽懷抱裡的溫暖，仍然渴望著媽媽的愛……這兩個小孩不時在Sunny心中激戰吧？

隨著員工與朋友逐漸走入婚姻，甚至成為母親，Sunny的孤獨感日漸加深，再加上成為母親的員工的歡欣慶賀，一次次觸動她心中的痛。

Sunny的經痛狀況日漸嚴重，也許正顯化出內心衝突的加劇。沒有人可以騙過自己的身體，身體總是如實反映著心識的狀態。

我覺得該是和她談談這件事的時候了！

當Sunny經期再度來臨，躺上按摩床時，我鄭重其事地告訴她：「妳不是知道薰衣草精油是用來治療經痛？知道妳為什麼這麼喜歡薰衣草嗎？薰衣草的象徵意義是『母親』，妳需要的是母親的關愛。」

她立馬翻身下床，目露凶光，好像隨時可能出拳打人。

「妳胡說八道！」她的驚惶似乎多過憤怒。

我不想退讓，翻出精油的文獻以資證明。

她不想看，也不想聽，只是一味說著：「怎麼可能？怎麼可能！」

我斬釘截鐵地說：「是真的。我覺得妳的經痛，很可能是思念母親引起的。」

Sunny氣呼呼地說：「妳放屁！我不做了！」隨即慌慌張張地整好儀容，奪門而出。

看來這個衝擊，強烈地擾動她，比我預期的還要激烈。

我告訴自己，這個時候只能靜觀其變，耐心等候。

我篤定地相信，下個月她一定會再來報到。因為，止痛藥對她完全沒效，她必定會回來找我。

後來，我打電話給她的祕書小虹，她近乎哀號地問：「Chilbil姊，妳知道我們老闆發生了什麼事嗎？這段時間，她簡直像魔王，脾氣壞到不行。」

我如實以告。小虹說：「天啊！她好可怕，情緒超乎往常地不穩定，每天都像在跟誰生氣，經常為一點小事就失控地大聲咆哮！」

約莫一個月後，Sunny果然又來到工作室。我們有默契地相視而笑，心照不宣。我詢問她這個月以來的狀況，她說：「從上回離開後就沒睡好覺，幾乎夜夜失眠，這次MC來更痛了！」

我直白地說：「妳的經痛是心病引起的，如果沒找到心的解藥，沒有誠實地面對自己內心的渴求、化解矛盾，疼痛只會愈來愈嚴重。」

這回，她出乎意料安靜地聽著。也許在那些難以成眠的深夜裡，她聽見了內心裡喧響的雜音了吧？思念媽媽的內在小孩和怨懟被媽媽拋棄的內在小孩互相叫罵爭吵著，互不相讓。

沉吟半晌，Sunny開口問：「上回，妳說我這麼喜歡薰衣草精油，是因為『需要母親的關愛』。怎麼推論的呢？」

我說：「薰衣草被稱為『精油之母』，氣味香甜、細膩，如同母親般帶給我們安穩放鬆的感受。因為她兼具多重功效，也有人稱之為藥草中的『瑞士刀』，能量全面，包覆性強，可以回應不同狀況的需求。有薰衣草特質的人，樂於隨時提供自己的力量幫助他人，也願意傾聽他人的困難，像極了令人佩服的社會工作者，例如義工、醫生、護士、社工等。

「第一次見妳，覺得妳身上散發出一股薰衣草的能量，直覺地想要為妳調配薰衣草按摩油。結果妳好喜歡，在初期也確實幫妳緩解了經痛的問題。但是，後來妳對薰衣草的依賴愈來愈深，經痛的狀況反而愈來愈嚴重，再加上妳對『媽媽』這個議題的激烈反應，讓我聯想到，是不是妳的內心潛藏著對母愛的希求與渴望？此外，總覺得薰衣草和妳的生命之間似乎還有某種神奇連結有待解密，妳覺得呢？如果想對薰衣草有更深入的認識，建議跟我去做志工，去看看每個人不同的付出方式，體驗『付出的背後』是怎樣的心境。」

那週我正巧接了一個「悲傷撫觸療癒活動」，就邀Sunny一起，她爽快地答應了。一到現場，才知道那天的主題竟然是針對一群失去小孩的母親進行「悲傷輔導」。我有點擔心這樣的對象對Sunny而言會不會太沉重？但一到現場，所有的狀況都進入不可預期的態勢。社工向我說明今天的特殊狀況：有一個剛失去十二歲女兒的母親——芳如。孩子一出生就罹患罕見疾病，然而芳如始終沒有放棄希望。十二年間，她四處求醫，陪伴受病痛折磨的小寶貝，最後還是只能無奈地放手。這些內心的酸楚糾結，在孩子離開後，波濤洶湧般的化成淚水，讓她日日哭泣。

原本是我要去照顧芳如，沒想到轉眼間Sunny已經走到她身邊，詢問我該如何服務？我愣了一下，心想，天啊！怎會這樣？我擔心芳如的情緒太強烈，情感糾結太大，Sunny會招架不住。想制止的當下，一個念頭忽然閃過：也許這意外的巧合，是宇宙天心的善意安排？

我舉起手，示意Sunny可以幫她按摩肩膀，並說：「就用妳最愛的薰衣草吧！」Sunny開始按摩，幾個媽媽圍繞在她們身邊，慰藉著這個剛失去愛女的母親。芳如娓娓訴說著和女兒的相處，訴說著悲傷與遺憾，淚水仍然止不住地滑落。在場的媽媽們此起彼落接續著安慰的話語，也分享彼此的經驗，同時讚頌著母愛的偉大……

我在一旁被眼前的場景愣住了，捏著一把冷汗，很擔心Sunny的反應。

果然，Sunny的臉色從平淡到沉重，眉心慢慢攢蹙起來，一股怒火漸漸熾燃……

突然，Sunny大吼一聲：「妳們可以不要再說了嗎？」

所有的人霎時停下來，驚訝地看著她。

雖然我一直觀察著Sunny的變化，但這爆發仍然讓我措手不及。就在我準備走過去安撫她的時候，Sunny憤怒地說：「所有的母親都是騙人的！」接下來滔滔不絕地把自己當年怎麼被媽媽拋棄的經歷，毫無保留地說出來，忿忿不平地抗議著大家對母親的歌功頌德。

我服務的那位媽媽，不解地問：「她怎麼了？」

我說：「她是個被媽媽拋棄的小孩。」

「怎麼會這樣？」媽媽們紛紛嘆息著，疼惜地說。

所有的媽媽都圍到Sunny身邊，妳一言、我一語地輪番安慰著。「可憐的孩子！媽媽一定不是故意的，媽媽這麼做一定有她的苦衷……」

就在這個時候，被Sunny按摩到很痛的芳如（因為她一邊恨恨地說，雙手繼續按摩著），忽然轉過身來，一把抱住她。一股愛的能量，瞬間迸發，每個人都平靜下來，凝望著這感人的場景……

幾乎在同時，Sunny偎在芳如的胸懷裡，嚎啕大哭、不能自已……所有的媽媽跟著哭成一團。

那瓶薰衣草精油安立在中央，彷彿守候在一旁的愛的天使。

等Sunny逐漸平靜下來，有一個媽媽說道：「妳不要一直想著媽媽拋棄妳，也許她用妳目前無法理解的方式愛妳。」

芳如說：「我相信妳媽媽一定不是故意的，沒有任何一個母親願意拋棄自己的孩子。即便是故意，一定有特殊的理由。妳現在這麼有成就，不是很好嗎？媽媽知道了，一定以妳為榮。」

我靜靜地站在一旁觀看，一群在各自的生命故事中悲傷的媽媽，放下自身的創痛，一起撫慰著自認為被媽媽惡意拋棄的Sunny。心中忍不住讚嘆：親愛的老天，妳也太會編劇了吧！

之後，Sunny和芳如互留了聯絡方式，成為很好的朋友。

回程路上，我問Sunny：「還想再跟我來做志工嗎？」

「會啊，我會再來！」

「妳今天還好嗎？」

她沉默了很久，半晌才說：「可以先不要問我嗎？」

「好，那妳回家好好休息。」

接下來的一個月，Sunny沒有來工作室。

我打電話給小虹，她興奮地說：「我們老闆現在每天都很開心呢！情緒平和許多，和之前判若兩人。原本會讓她抓狂的情況，現在都一反常態地風平浪靜。不過算算日子，她的生理期好像又快到了，我們很害怕她又會被打回原形。」

我說：「別擔心，等她生理期來，應該會來找我，再看看嘍！」

果然，Sunny如期來到工作室。那次生理期，出乎意料地完全不痛。她來，是要告訴我完整的故事。

我也向她坦白，我去找過修女。

她驚訝地瞪著我好一會兒。

我說：「妳對母親的反應，實在讓我太訝異了！妳的身體狀況讓我百思不解，我很想找到經痛的真正原因。妳的經痛真的不是婦科疾病，而是太需要、太渴望母愛了。妳就承認自己需要母愛吧，為什麼不承認呢？」

她說：「承認又怎樣？她就是實實在在地拋棄了我……」

「為什麼要一直在意那個被拋棄的『moment』，妳有沒有想過拋棄背後的原因是什麼？妳有沒有站在媽媽的立場設想過為什麼？」

她還是固執地說：「拋棄就是拋棄，這是事實，不可改變的事實！」

「好啦，好啦，隨便妳。如果一直要這麼想，就永遠在心上銘印著被拋棄的傷痛好了。」頓一下，我還是忍不住再試探一聲：「如果有機會，妳想不想知道當初媽媽拋棄妳的原因？」

她眉心緊蹙、用力搖頭。空氣恍若凝成冰，凍結了。

好吧，她還需要一段時間。

雖然從經驗與學理上，可以解釋薰衣草和母親之間的關係，但我總覺得薰衣草在這對母女之間也許有著某種神奇的連結；謎底，仍然有待揭曉。

§

終於，從修女那兒打聽到Sunny媽媽的聯絡方式，我決定約她見面。

這才知道，媽媽從小就是富家千金，年輕時很喜歡精油。薰衣草是她特別喜愛的氣味，懷孕期間，她大量使用薰衣草薰香按摩，那是她日日生活中不可或缺的陪伴。

Chilbil的悄悄話

原來Sunny打從娘胎，就在薰衣草氣味的包覆中，十年和媽媽的共同生活，也經常薰沐著薰衣草的氣息。薰衣草的香氛，連結著媽媽懷抱裡的溫暖甜蜜和一種被呵護疼惜的安全感，沉入她的潛意識。薰衣草的特質也潛移默化她的性情，讓她成為一個願意照顧員工、樂於付出並可以擔荷責任的老闆。所以，她第一次聞到薰衣草的氣味便讓她驚豔，讓她放鬆安心。然而，或許薰衣草也喚醒她被壓抑在心靈底層，渴望母愛的小女孩。所以，當兩個內在小孩的衝突加劇，無法調解時，薰衣草就無法再安撫經痛了！直到「悲傷撫觸療癒」那群媽媽們匯集強大的母愛包覆Sunny，讓她終於可以宣洩出心中的怨怒，宛若合演了一場心理劇，經痛終於平息。而她因內在情緒的波盪所形成喜怒無常的現象，也隨之消失。

相談之後，我誠懇地建議媽媽，若有機會，可以和Sunny見面。

但是，截至目前，這對母女仍然僵持著……

誰也沒有勇氣面對相見的結局。

慶幸的是，Sunny已經不再有經痛的困擾。
我知道，她們還需要時間，就把和解交給老天吧！

4

伊蘭

不願只守著
一棵樹的男人

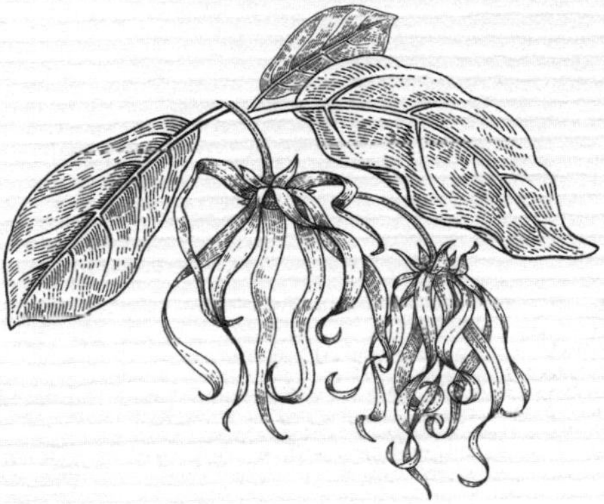

Y L A N G

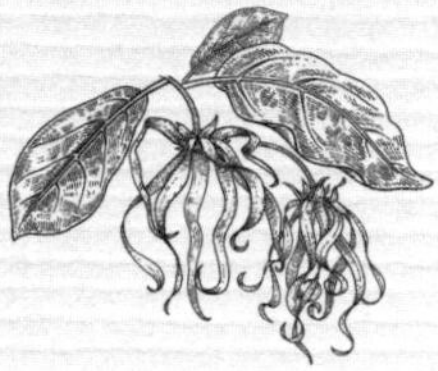

捨不得放開的

愛也好

恨也好

都讓人

迷醉

這個故事發生在某家醫院的安寧病房。

有一回，帶著行者團去服務，護理長特別叮囑我，有個病人阿勇是孤單老人，很少見到妻兒來探望他。然而他的病苦卻引不起大家的同情，幾乎所有照護人員都討厭他，不想為他服務。

嗯，安寧病房的病人都日薄西山，難免情緒失控，照顧起來真的壓力很大！我的心中轉過這個想法來解釋這個現象。

沒想到，護理長接下來說：「這個老先生有怪癖，最愛趁醫護人員服務時『毛手毛腳』！他是肝癌末期的病患呢！大家都不想搭理他，躲得遠遠的，儘量避免和他有身體接觸。更煩人的是，他還超級聒噪，不斷對身旁的人喋喋不休，很難安靜下來。」

「這種人根本不需要為他按摩！」護理師氣呼呼地說。不過，安寧病房的臨床共照師認為他腹脹十分嚴重，憐憫他時日無多，還是為他爭取機會，把他排進安寧照護的名單裡。

那天，要進行服務之前，共照師還特別請託我：「老師，妳可不可以想辦法找出原因，讓我們知道他為什麼都病到這種地步，還對那些事情存著綺麗的妄想？我總覺得在他那些反常的言行下，可能隱藏著某些內在的情緒狀態。」

我笑笑說：「嘿，綺麗的世界應該直到進棺材那一刻都還令人嚮往吧！」

共照師聳聳肩說：「就算沒法理解他為什麼有那些遐想，至少請妳想辦法讓他安靜一點。他真的太聒噪，吵得鄰床的病人都受不了，不想理他。但是他沒放棄哦！還往外擴展，到處找人聊天，和外籍看護打情罵俏。」

當時，阿勇的腹脹相當嚴重。因為是肝癌末期，整個腹腔都癌化了，用手按摩腹部時，感覺是堅硬的，幾乎按不下去，而且出現黃疸現象。令人費解的是，通常肝膽的癌末病患，幾乎都處在強烈的劇痛中，阿勇卻沒有疼痛感，還整天一副很愉悅的樣子。

也許，他滿腦袋想的，都是美麗的事物吧！

「他有排氣嗎？」我詢問。

「沒有。」護理師說。

看來，得先解決他的嚴重腹脹。有什麼油適合處理腹脹呢？我的腦海裡閃過薄荷和迷迭香。但我直覺他的腹脹除了肝癌，也可能受到情緒的影響，這兩支油不見得命中靶心。

看他在安寧病房裡的表現，活像舞台上賣力演出、搏人一笑的小丑。在那極度亢奮的情緒下，可能潛藏著極深的落寞吧？說不定讓他選擇自己喜歡的氣味，可以協助他、引領他，對自己的情緒與身心狀態有所覺察。

我拿起一盒常備的精油，走到阿勇身旁，喚了一聲：「阿伯！」他轉過頭來，笑嘻嘻地說：「妳可把我叫老了！叫大哥就好啦！」

「哈哈！」我尷尬地笑一笑，隨即說：「哦，大哥！請幫我挑一支你喜愛的氣味吧。」

阿勇問：「怎麼選呀？」

「一支一支聞聞看，找自己覺得好聞、喜歡的氣味。」

阿勇拿起油，把瓶蓋湊近鼻子，認真嗅聞著。忽然，他像尋著了寶，開心的笑了起來：「就是它了！」說著又深深吸了幾口，眉毛高高揚起，一副舒心快活的模樣。

「這氣味聞起來令人通體舒暢耶！」

「哇，是伊蘭！」我詫異地叫了出來。

一個學生悄悄說：「哦唔，怎麼這麼妖嬌呀？」

我把伊蘭滴入基底油中，調和了起來。伊蘭的氣味宛若佛朗明哥舞孃，穿著紅色的大圓裙，激情狂熱地旋舞著，侵略性地攻佔整個安寧病房。

幾個鄰近的病友，皺起眉頭問：「這是啥味？」

伊蘭又稱「花中之花」、「香氣炸彈」，初次聞到的人常會被那嬌豔、濃烈的氣味攪擾得身心蕩漾。敏感一些的人，甚至會有赤裸裸直面感官慾望的窘迫。

但這氣味，竟讓阿勇覺得愉悅舒暢、寧靜祥和；他一反往常躁動的狀態，靜靜坐在一旁。

倒是原本安靜的病友，嘰嘰喳喳和看護討論起這這妖嬈的氣味帶給他們的奇妙感受，還帶出其他話題。冰冷寂寥的安寧病房，好像春風拂掠，霎時間生氣盎然！

我持續緩慢、輕柔地在阿勇腫脹的腹部揉撫，他開始打起嗝來。學生驚訝地問：「伊蘭有排脹氣的功效嗎？」

「從生理學和藥學性來看，都沒有。」我說：「但是，伊蘭以催情的效果聞名，可以促進大腦多巴胺和催產素的分泌，是很強的情緒鎮定劑。它可以讓人放鬆，減緩焦慮、憤怒等情緒，還能讓人產生幸福的感覺。」

伊蘭的餘香持續在病房中游蕩，嬌媚的花精靈宛若拿著仙女棒旋舞點染，化開一室的鬱悶憂惱。

顯然，阿勇的腹脹不全然是生理因素，還有更多的情緒因素。他長期處於身心分離的狀態，伊蘭開始幫助他身心連結，正視自己的問題。

後來從社工處得知，阿勇和老婆、小孩幾乎不相往來。只有決定進行安寧療護時，需要家人簽署同意書，社工特別通知他的妻子前來。據說她和兒子來去匆匆，十分冷漠，一副只是來簽字、虛應形式的莫可奈何。

這也不能怪他們，要怪就要怪阿勇年輕時太過率性浪蕩，只顧自己風流快活，對家庭缺乏責任感，沒好好照顧過妻兒。如今他老病窮愁，隻身在安寧病房面對所剩無多的時日，即使渴望家人的溫暖關懷，想必也無顏啟齒。

Chilbil的悄悄話

在安寧病房裡的阿勇，內心一定波濤洶湧。獨處與病苦，讓他有用不完的時間回顧往昔。而那無法迴避的往事以及隨之而生的愧疚、悔恨、懊惱、怨尤、悲傷，可能剪不斷、理還亂的糾結纏擾，一股腦地堵塞在他的肝腸肺腑裡。無怪乎他腹脹如鼓！

等阿勇連續排氣一陣子，腹脹情況稍稍舒緩後，我坐在他對面，凝視他的雙眼，慎重地問：「你清楚知道自己的病況嗎？」

「知道呀！我已經沒多少日子好活了。」

「你有什麼話想對在意的人說嗎？」

他遲疑了半晌，眉頭深鎖、欲言又止。忽然間，兩行熱淚簌簌從他臉頰滑落，停不下來地一直流……

一旁的看護見狀，竟風涼地說：「哇，從來沒看你哭過！今天是怎麼啦？」

阿勇沒理會她，任那止不住的淚水肆意地流著……好像終於可以把一肚子的悲傷憂惱傾洩出來。

「你就好好地哭吧！」我說：「能哭出來是好事。你看你，肚子脹這麼大，就是把一堆情緒都藏在裡頭。我相信你這一生一定有過許多難忘的故事，血淚交織、愛恨糾結。你此刻已經時日無多了，你希望自己下輩子再來的時候還背著這麼多情緒嗎？」

「不要，」阿勇搖搖頭，「我希望是輕鬆地來。」

「那就在這段時間，把這些情緒都丟掉。你可以告訴我，有什麼我們可以幫忙的？起碼我們可以幫你把想說的話，轉達給你最在乎的人。」

阿勇轉頭面向共照師，「可以嗎？」

「當然可以，」共照師點點頭，「我們會盡力幫你的忙。」

阿勇抹抹眼淚，「我最想對太太說——對不起！」

這句對不起，想必已經在他心裡放了許久。阿勇後來告訴我：每當他太太偶爾來訪，這句話就會擠到嘴邊；但是一看到太太冷漠木然的表情，便又硬生生吞了回去。

Chilbil的悄悄話

我可以理解這個妻子為什麼沒法給丈夫好臉色看，因為阿勇對這個家太不負責任了，妻子當然滿心怨怒。可是他們為什麼沒離婚？是仍有餘愛？還是心有不甘？在安寧病房的經驗告訴我：不是只有病患需要輔導，我們也要輔導那可能帶著忿恨繼續活下去的人。所謂生死兩相安，就是死的人要安心，活的人也要放下怨懟。否則活下來的人，心裡會繼續糾結，一輩子沒法解脫。

社工聯絡阿勇的妻子，說她先生有話想對她說，請她來一趟。妻子卻一直拒絕，不肯前來。最後，社工只好說：「妳就當是陪他演最後一場戲吧！愛也好、恨也好，這場戲演完，他的人生就要落幕了！」

妻子終於答應來看他。

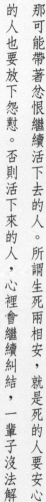

隔週，我們為阿勇準備一個生前告別會。在籌備期間，我和阿勇相處的時間較多，慢慢了解了他的生命故事。原來，他是一個典型的敗家子。家裡是三重的大地主，他是老么，上面還有好幾個哥哥。年輕時，他吃喝嫖賭樣樣來，就這樣把家產一筆一筆敗光！父母兄長管不動他，看著他把自己的人生走到這地步，也只能搖頭嘆息。還好，哥哥們還顧念手足之情，阿勇的醫藥費都由哥哥們共同分擔，偶爾也會來看看他。

但是換一個角度看，阿勇的生命真是多采多姿！什麼都玩過、什麼都體驗過，他是一個勇於冒險、不甘於無趣的人。即使在醫院裡，甚至到了安寧病房，仍然色心不改，見誰都要囉嗦一陣。這的確很煩人，但也讓病房裡「挺熱鬧」的。在確定妻兒會參加告別會之後，阿勇的聒噪變得活潑起來、可愛起來。也許，這才是他的本來面目吧！

有一天，他翻出古早的照片，開始對我講述情史。年輕的阿勇風流倜儻，真的有一堆女友呢！而且一個個都很美麗，身材婀娜、長髮披肩，幾乎可以媲美線上明星。我調侃他說：「你選女友都像試鏡選角耶！」他露出得意的笑容：「她們都沒有我太太漂亮，我太太才真的是大美人！」

「既然太太那麼美，你為什麼還要女朋友一個換一個？」

阿勇挑起眉，調皮地笑起來。「年輕嘛，我才不想守著一棵樹，錯過一整座森林呢！」

「哦，很多男人都有這種想法。」我語重心長地說：「但是到頭來都要付出代價喲！」

隨著告別會的日子愈來愈近，阿勇愈是精神了起來。他還問共照師：「我要對太太說什麼？怎麼說？」

共照師回他：「你這麼會交女朋友，在女人堆裡長袖善舞，哪還需要我們獻策啊？」

「我太太很難被打動的啦！」阿勇說：「當年我可是下了好大功夫才追到我太太的。我寫一百多封情書給她，她才回了我一封呢！」

我了解阿勇渴望得到太太諒解的心情，於是對他說：「大哥，你之前就是說了太多話，留下一堆未曾兌現的允諾，這一回你試試用行動來表達心意吧！」

告別會那天早上，阿勇跟我要了上回讓他心情舒暢、消解腹脹的精油，說那精油會給他帶來勇氣。

於是我調了伊蘭給他，他深深嗅吸著，嘆了一口氣，露出燦爛的微笑。然後，他把伊蘭塗在胸口、太陽穴，整個人像被春陽暖照的蝶兒般，四處飛舞，到處找人嬉鬧去了。

下午告別會開始時，他終於安靜坐下來，一雙眼睛直直盯著門口，雙手十指交握，不停地搓揉。當太太和孩子一走進會場，只見他彈簧般的立即從椅子上蹦起來，直直走到太太跟前，「撲通」一聲就跪了下去。這舉動讓大家都十分錯愕，太太似乎也手足無措地呆站在那。

我和共照師商量了一下，決定讓他和太太、孩子私下相處。於是，我走到太太身邊輕聲地說：「大嫂，我相信大哥心中應該有很多話想對妳說，你們就好好聊一下吧！妳的人生之路還很漫長，如果能解開心中的糾結，心頭會輕鬆很多。相信妳也有很多話想對阿勇說，也期待這個時刻很久了。現在，這個時刻終於來了，還請妳把握。」

她點點頭，淚水在眼眶中打轉。

就在那個下午，他們一家人聊了好長一段時間。當他們走出晤談室，每個人臉上的陰霾都消失了，散發出甜澄澄的光與暖。感覺他們已經完成了「道歉、道愛、道謝、道別」的人生課題。

那天之後，太太和孩子三不五時會來看看阿勇。他的腹脹沒有再發生，精神也愈來愈好。原本已經放棄治療的他，突然向醫師要求積極治療。他說：「我想活下去！」

主治醫生誠懇地說：「我必須殘忍地告訴你，你的身體已經到了無藥可用的地步。如果你想積極度過最後這一段時間，是不是可以用你還有的能力，去做一些對你家人和自己有益的事？」

於是，阿勇成為行者團的志工，熱情地把自己的生命經驗到處和人分享。這令人振奮的服務時光約莫持續了半年，那期間，他的身體狀況好得令人訝異，幾乎看不出是癌末病人。雖然，最後阿勇的病情又再度復發，終究不治。但是從阿勇的神情中，我知道他對自己這半年有意義的生活感到無比欣慰。他離開了人世，但沒有留下太多遺憾。

告別式上，阿勇的太太握著我的手，一再感謝我、感謝醫院和安寧團隊所做的一切。她的眼睛泛著淚，泛著感恩的柔光，悠悠地說：「我原本想用一輩子來恨我的先生，沒想到，原來我是這麼愛他。我對他的愛，遠遠大過於恨呀！」

看著她轉身的背影，我的心中霎時冒出一個聲音：極恨的背後，也許，是極愛吧！

這對夫妻是幸運的，他們完成了今生愛與和解的功課。

阿勇生命最後戲劇性的轉折，印證了情緒與身體之間的緊密連結。

愛，終究是最好的療癒。

5

永久花

我不是男孩，但會是陽光般的女孩

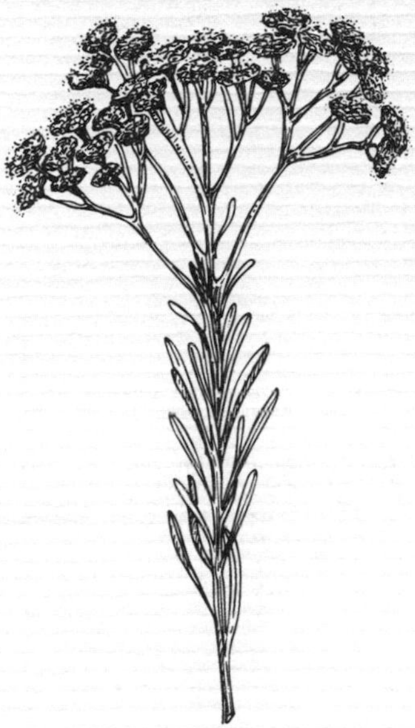

H E L I C H R Y S U M

黃金般的花朵

從不凋謝

照亮著

最真實的妳

婕安是我的手帕交，我們國三那年認識，因為性情相近、氣味相投，一交往就晃過了三十幾個年頭。在我領著她騎自行車的那段時間，婕安不但投入，甚至比我更狂熱地迷上了進階的公路車。有陣子，她一放假就騎著車往郊外跑。令人納悶的是，她好幾次一騎完車就直接找我報到，有時是膝蓋不舒服，有時是掛了彩需要車友把她送來。

那天，她又來了！洗完澡，累呼呼地爬上按摩床，指定要用「永久花」。

天啊！我在心裡驚呼：不要吧，我超討厭永久花的！為什麼要用永久花？回想第一次聞到它，我倒退三尺，想不通怎麼會有這麼令人不悅，甚至感到恐怖的氣味？雖然明知它是療癒身心的超級好油，但我從此將之束諸高閣，再也不想碰它。原以為隨著時光流逝，我會慢慢接受這氣味，可惜，並沒有。

明知逃避不了，我還是委婉地抗拒：「我覺得妳沒嚴重到要用永久花呀！要不要考慮再加哪一支精油，不要單用永久花……」

「我今天就是很想用它嘛！上回妳幫我用永久花精油，我覺得好舒服、好喜歡呀！」

這樣喔？我心裡嘀咕著：「嘿，原來是我自找的！」

上回婕安騎自行車摔倒撞傷膝蓋，我鼓起勇氣請出久未動用的永久花幫忙化瘀，沒想到效果超好，讓婕安一試成癮。

我跟心裡抗拒的小孩打商量：既然好姊妹這麼喜歡，就順著她的希求吧！再說，根據過往經驗，愈是我抗拒的氣味，就愈是會讓我碰上。到底是客人需要，還是我需要，有時真是扯不清呢！

我拿出山金車油，滴上永久花，和內在小孩說一聲：「親愛的，一下下就好，忍耐一下。」

然而那氣味還是翻攪著我的心湖，彷彿要掀出什麼心底的祕密。還好，自我覺察與專業素養快速幫我轉移了注意力，雙手和身體，配合呼吸的節奏緩緩在她身上推撫，在受傷的膝蓋上輕輕摩娑。永久花和山金車在油缽裡唱和著，飛揚的旋律在空中蕩漾，擴散出寧靜的氛圍。眼前忽地閃耀著燦燦金光；一大片永久花放射陽光般的金束，在風中歡樂地手舞足蹈！接下來，我看見婕安在山徑上騎著自行車的畫面……

「Chilbil，我知道我為什麼這麼喜歡永久花了！」婕安忽然興奮地說：「這兩次摔車，都是紹軒（我們共同的車友）扶我起來，送我過來的。上回療程結束後，我有一種幸福開心的感覺，而且那晚睡得超級好。我很難得睡得那麼舒服呢！就是那種舒心的感覺，讓我喜歡上永久花的。」

「是嗎？那給妳仔細聞聞這氣味！」我把永久花的瓶蓋移到她的鼻下。上回只是隨手給她塗了塗受傷的膝蓋，沒特別讓她嗅吸。搞不好她聞清楚了，會跟我一樣倒退三尺呢！

想不到婕安深吸一口氣，激動地大叫：「哇！好甜美的花香味！我的心好像被陽光炸開了！」

我心頭一怔，腦袋好像被撬開了一竅。花香味？怎麼可能？永久花是一種藥草味呢！多年的個案經驗告訴我，只有女性特質強的女人才會覺得永久花有花香味。看著眼前的老友，我的心裡冒出一個聲音：嘿，妳內心是不是很渴望能協調自己陰陽兩性的特質啊？

和婕安太熟了，即使是聽她吐槽、吐苦水、當她的垃圾桶，我也從來沒想過婕安心裡有什麼傷需要療癒。這一回，她對永久花氣味的反應，才突然點亮我對她內在狀況的覺知。

婕安是獨生女，她的父親一直渴望有個兒子。可惜媽媽生了婕安後，因婦科問題無法再受孕，所以爸爸從小就把她當男孩養。婕安感受到父親的期盼和失落，總是刻意壓抑自己的女性特質。打從國三認識，她就是一頭短髮、一身中性打扮。我們常和男孩子混在一起打打鬧鬧，我還曾經懷疑她是不是同性戀呢！

爸爸從事的是傳統製造業，希望婕安大學念機械，將來好繼承家業。雖然比較喜歡財經，婕安還是勉強讀了機械系。結果卻是超級痛苦！每學期都驚險過關。好不容易畢了業，婕安不顧爸爸反對，轉念了財經方面的碩博士。經常摔車跑來找我的那段時間，她從事的是美金期貨交易，同事一半以上都是男性。選擇置身在充滿男性的世界，讓她感覺自己好像也是個男人。

然而，她內心深處顯然躲著一個女孩——那個從小就被打入冷宮，不准現身的女孩。陪她騎車的紹軒，不知哪一根心弦的頻率共振到了那個女孩，悄悄把她引了出來。可愛的、甜美的、柔弱的、纖細敏銳的、渴望被保護的女性特質，對婕安而言如此陌生而新鮮。她還真不知道如何展現這些女孩子的樣貌呢！

我若有所悟地對婕安說：「怪不得妳騎車經常跌倒，因為跌倒時，紹軒會扶妳起來，貼心溫暖地送妳回家或者送來我這兒。只有在這個時候，妳可以自然顯現出女性需要被照顧、疼惜的脆弱一面，享受被愛的感覺。」

婕安瞪大了眼睛，詫異地看著我，「哦？是這樣嗎？」

她從小就非常好強，在每個層面都想爭勝。美金期貨市場風雲詭譎，她的心思每天都跟著盤面上下衝浪，壓力超大。慢慢的，身體出現了警訊：胸悶、氣滯，有時幾乎要喘不過氣來。醫生叮囑她一定要開始運動，建議她去上瑜伽、學皮拉提斯，或是打太極拳。結果，她選擇跑來跟我一起騎自行車！

剛開始我還有空陪她，一群人悠悠哉哉邊騎邊玩。後來我忙起來，沒法再常常陪她。她開始升級去騎公路車，這一升級，爭強好勝的習氣又來了！一騎上公路，她就不能忍受前頭有人，原本是要放鬆抒壓的運動又成了爭勝的角力場。奇妙的是，她每回去攻山，不是膝蓋不舒服就是摔車受傷。我開始思考婕安摔車的現象，會不會是她內在的陰性能量渴望顯現出來？從小被父親教育得像個男孩，勇敢堅強、不輕易示弱的捷安，說不出「我需要被照顧」。而受傷卻能把她內心的小女孩釋放出來，稍稍滿足那被呵護疼惜的渴望。

過沒多久，婕安的爸爸生病了！其實，伯伯的病情已經發展好一陣子，但他直到必須住院診治了，才讓妻女知曉。

這個變故，讓婕安的生活必須隨之調整。她辭去工作，回到爸爸的公司參與決策和管理營運。這原是她一直在逃避，而爸爸始終在期盼的；為此，父女倆曾經多次衝突摩擦。此外，她得陪伴爸爸面對所有療程，並且安撫憂心的媽媽。多重的角色與重任，對婕安而言真是巨大挑戰。她騎車的時間變少了，也沒再到我這兒來。但是，我們通話的次數更多、時間更長；她需要有情緒出口，以及陪她一起面對爸爸療程的夥伴。

這個原本想逃脫爸爸掌控的女兒，臣服於命運的安排：她一邊照顧爸爸，一邊認真了解公司狀況，並不時和爸爸討論。強勢而有主見的婕安，經常抱怨和爸爸意見不同，甚至為了各自的堅持而爭吵。但正是在這過程中，婕安愈來愈了解爸爸獨自面對決策和營運的不易，因而更加勤奮地學習。

有一次，在電話那頭，婕安突然感性地說：「我現在可以體會爸爸為什麼那麼期盼我是兒子，為什麼把我當兒子養了！因為在公司裡，不管是對人或對事，都必須要有強大的陽性能量——理性、果決、明快、堅定。我發現自己其實一直受到爸爸的潛移默化，幾乎是爸爸的翻版。否則，我一定扛不起這重擔。」

Chilbil的悄悄話

和婕安的通話過程中，我幾乎都只是聆聽。打從當時年紀小，我就發現婕安主見強，很有主導性格。大部分聊天時，都是她在說話，即使我提了什麼，她也不見得會認同接受。但是因為信任，她可以安心把她的現實處境和內心狀況對我和盤托出。我彷彿成為她的一面鏡子，幫助她看清自己，也在當下的遇見中，重新思索，為過往的生命經驗尋找意義。我很高興能這樣默默陪伴她，看到她因為父親生病的機緣，開始自我覺察，並觀照自己和父親從小到大錯綜複雜的內在糾結，真是感動且開心。覺察是改變與療癒的啟動器，每個人都可以經由自我覺知與觀照，成為自己的療癒師。

一個意外的發展是，婕安在電話裡興奮又不好意思地說：「我交男朋友了！」對象是爸爸的助理醫師康陽。助理醫師因為常要探房和家屬溝涌病況、討論療程，因此和婕安有很多接觸機會。巧的是，他也是公路車的愛好者，兩個人有著共同的話題，談起話來很是投機。

我好驚訝！沒想到她這麼快就能有突破性的進展。

婕安坦誠地說：「妳知道嗎？曾經有段時間，我有一種性別錯亂的迷惘，還去看過心理醫生呢！」

「是呀！有段時間感覺妳男不男女不女的。妳怎麼不告訴我？我就會跟妳說——男生也好，女生也好，找到真愛就好。幹嘛自尋煩惱！」

「當時心理醫師幫我做了測驗與諮詢，說我只是為了迎合爸爸希望我是個男孩的期待，所以雖然是女兒身，但比較外顯的是男性特質。基本上，我還是傾向異性戀的。這一回爸爸住院治療，很多時候我很無助。以前的我不習慣求助人，因為爸爸教我遇到問題要自己解決。但這一回我完全無能為力，只好硬著頭皮一次又一次向康陽求助。雖然，我的主觀意識有時會讓我變得強勢、固執，和他產生摩擦，但他總是能用專業說服我，讓我安心。向他開口求助後，我有一種很開心的感覺，這是很少有的經驗。嗯，有點像之前車友紹軒在我摔車時把我扶起來，送我去妳那兒的幸福感受。之前，妳曾說——只有在那時候，我可以自然顯現出需要被照顧、疼惜的女性特質，享受被愛的感覺。當時我不太能理解，但這回，我好像比較能看懂自己了。在面臨爸爸生死交關的時刻，我不能只是一味要強。以前我覺得當女生是很丟臉的事，求助於人表示自己很差勁、不負責任。現在，我向康陽求援一點也不覺得丟臉，而且真的可以幫上爸爸。和康陽在一起，我似乎很容易收斂起陽剛的一面，釋放需要被呵護的女性特質。我領悟到，適時調度內在的陽性能量與陰性能量，可以讓身心都更自在平衡呢！」

「真棒！」我很高興聽到她這麼說，順勢再幫她多釐清一些想法：「妳以前一直很討厭甚至鄙視愛撒嬌、討人憐惜、動不動就使性子、耍脾氣的小女人；那是所謂的公主病，我也不喜歡。生為女兒身，也可以是睿智堅強、勇敢果決的巾幗英雄。人格特質是後天培養的，女人一樣可以修練成為心性上的大丈夫。爸爸的教養成就妳陽性的特質，康陽讓妳釋放可以示弱求助、享受有人依靠的陰性能量。妳可以安心當爸爸的好女兒，不用覺得對不起爸爸。如果硬是要讓自己看起來像個男人，那種扭曲會讓妳無法接納自己的生命，漠視存在的價值，也沒法實現生命的潛質。而且，不可能讓妳和父親真正和解。經歷這一場爸爸的病痛，你們父女有更多機會認識彼此，相信爸爸不會對妳失望的。」

這個故事仍在持續發展中……大多時候，我仍舊扮演著「聽眾」的角色，靜靜聽

著婕安盡情訴說生活裡困擾她的事件與心情，成為讓她看清楚自己的鏡子。似乎，我只要發揮鏡子的作用，接納她所說的一切，支持她用更開放的心態去探索自己，轉化與療癒就會自然發生。這個陪伴的「鏡子效應」，或許，正是老子說的「無為而無所不為」吧！

6

佛手柑

讓暖陽
遺留人間的
小鬥士

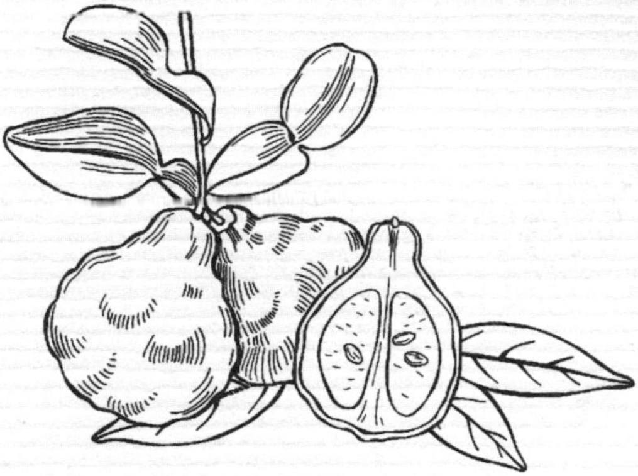

B E R G A M O T

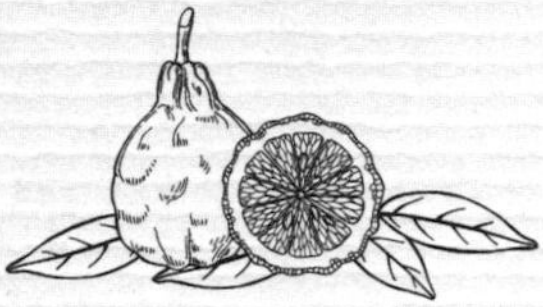

讓生命之果
開出
更加絢爛的
花朵

遇見巧兒是在醫院的重症病房。

巧兒五歲就罹患罕見性腦部腫瘤，歷經七年的奮鬥，已經到了癌末階段。她的爸媽自始至終都沒有放棄這個小小年紀就被疾病折磨的寶貝。尤其是巧爸，只要有任何治癒的希望，一定讓她嘗試。巧兒知道爸爸愛她，期望她好起來，即使療程非常痛苦，也很少哭鬧。巧媽幾次看了好不忍心，很想制止，卻又想著：「說不定捱過這一次痛，病情就能有大的進展。」一次又一次，一家人在希望與失望的迴圈中坐著旋轉木馬，企盼下一回停止的時候，是不是可以回到巧兒發病前的原點？

而當醫生宣布無藥可治，停止治療時，巧爸仍然在等待奇蹟。

巧兒從罹病開始便持續接受治療，可以上學的時間很短，許多情緒和思維其實不太能用言語表達。雖然如此，從她的眼神和行為中，仍然可以感受她超齡的堅強意志和善體人意。巧媽說，有一回化療on針，四個護士阿姨壓住巧兒，巧兒聲嘶力竭地大叫：「媽媽！妳不要看！」每一回化療注射，她幾乎都不讓爸媽陪在身邊。打完後，也從不說痛，不教爸媽心疼。但即使這麼勇敢的巧兒，也曾忍不住on針的痛，大哭著嚎叫：「我不要！我不要了！」令人好鼻酸。

巧兒有一個哥哥哲恆和妹妹昕兒，巧兒和哥哥感情很好，從小就是最好的玩伴。巧兒發病後，哥哥就像小天使般守護著妹妹。有一回巧兒手術後，右半邊的身體癱軟無力又無法控制，必須復健重新學習走路、寫字。那段時間，哥哥經常耐心牽著巧兒的手陪她一步一步緩慢地邁著步伐前進。妹妹昕兒因為爸媽都把心力、時間花在巧兒身上，有時不免愛嬌耍賴或者逗弄巧兒，想引起爸媽的注意與關愛。每當巧兒和妹妹吵架，哥哥總護著巧兒，居中調停，或者在小妹胡鬧時速速把巧兒抱離現場。生性沉默的哥哥，很捨不得巧兒一次又一次在療程中飽受折磨，曾經一度要求巧爸說：「可不可以放過妹妹，讓妹妹好過一點？」甚至暴口而出：「求求您，放了妹妹吧！」當時的哥哥才只是個國中生，面對妹妹的病苦，促使他長出超齡的成熟。

家中有一個長期與病魔抗戰的小寶貝，不僅爸媽心力交瘁，對於還在成長中的手足，也會有很深的影響。所以，我一直覺得不只病人需要被照顧，照顧者與家屬也都需要支持與陪伴。

最後一次到醫院看巧兒，已是彌留之際了。巧媽見到我，著急地說：「巧兒已經昏迷好多天，腹脹得好厲害，都沒法進食，怎麼辦？」那天我隨身帶了佛手柑、甜橙、葡萄柚和甜羅勒，因為我記得巧兒喜歡柑橘類的油。她的肚子很鼓很脹，一摸就知道是有宿便，但因體力太差無法排出。

巧爸很焦慮：「老師！拜託您！您可不可以讓巧兒醒過來？」我也好想讓她醒過來呀！只是，她腦部的含氧量那麼高，要讓她醒過來真是艱難的挑戰。我能做的，只是先幫她按摩腹部。我的手一按下去，鼓脹的腹部便激烈地蠕動。

我問巧媽：「她最近有沒有排便？排尿？」

「很少。」

我把巧媽的手拉過來，輕輕放在巧兒的肚子上。

巧媽嚇一大跳說：「她是要排便嗎？怎麼會？她好久都沒有進食了呢！」

人體本來就有一些組織液，有一些自然的代謝，沒進食也依然有排便的需要。只是，我再更仔細地去感覺、去傾聽，察覺那是一種嗚叫，而不是蠕動。

我說：「昏迷多天都未進食，卻蠕動得這麼強烈，表示情緒波動很大。這腹部的嗚叫，是她的身體在呼喊。」

Chilbil的悄悄話

我在安寧病房，常會去摸病人的肚子。激烈的蠕動，通常表示腸胃系統不好。但如果是在久未進食的狀態，就不一定是腸胃問題，而可能是內心有很多情緒在翻攪。令我納悶的是，巧兒只是個小朋友，她也有許多無法宣洩的情緒嗎？

我繼續緩慢而溫柔地揉撫巧兒的腹部，觀察反應。她的嘴角微微動了一下，眼睛似乎想要奮力睜開。我感覺到她很想睜開眼睛，但是太累了，累得張不開來。

我站在巧兒床前，至少十分鐘，思忖著到底要幫她用什麼油？這幾瓶油，哪一支最可能喚醒她，讓她醒過來呢？

然後我想到：左手是直覺手、能量手，既然我沒法決定，不如，就讓巧兒自己來選擇吧！我試著把每瓶油輪流放在她的左手掌上，好奇哪一瓶油會被巧兒握住。

甜橙、葡萄柚、德國洋甘菊，一支支從巧兒手掌滑落。然後，佛手柑被她緊緊握住了。

我拿著佛手柑在她耳邊輕聲說：「巧兒，妳想用這支油，是吧？阿姨就幫妳用這一支。」

她戴著呼吸器，我把佛手柑精油滴在紗布上，然後捲起來，塞進呼吸器，這樣可以吸得比較深入。我再用佛手柑、德國洋甘菊和甜羅勒，幫她做脾胃平滑肌的調理按摩。

精油的氣味，隨著按摩的節奏，在病房中慢慢擴散，好像鼓動翅膀的小精靈灑出了一縷縷暖陽。病房裡沉滯的負能量，被陽光一點一點消融。巧兒腹部的蠕動鳴叫，也逐漸緩和下來。

我輕輕握著她的手，親吻了一下她的額頭，和她道別。

後來巧媽告訴我，在我走後沒多久，巧兒醒過來了！而且保持了二十四小時的清醒，精神非常好，還很開心。就在那一段時間裡，哥哥、妹妹和疼愛她的親朋好友都來看她、和她說話。巧兒雖然無法言語，但收到滿滿的愛。暖陽般的佛手柑，在這最後的時刻，撥開沉沉霧靄，迴光返照，幫助這個勇敢的小鬥士，放下一肚子牽纏掛念，平靜地和大家道別。

貼心的巧兒知道爸爸最捨不得她離開，特地選擇在爸爸回家洗澡換衣服的時刻，悄悄閉上雙眼，跟著小精靈回到宇宙的光與愛裡。

巧兒走後，我知道這一家人還需要悲傷輔導。有天晚上下了課，我特地帶了一瓶佛手柑到巧兒家。我想，巧兒的爸媽和哥哥妹妹也需要它的暖陽撫慰。

巧媽接過精油，深深嗅吸了一口，長長嘆了一聲，說：「這味道好好喲！很像那天妳給巧兒的油。那天妳幫巧兒按摩完之後，整個病房都飄散著這股香氣，所有聞到的人都說好舒服呢！」

的確，佛手柑就像是晨間光明溫暖的陽光，一出現就能瞬間照亮幽暗的心房，消散沉沉霧靄。

巧兒離開後，這個家仍然有許多生命功課有待完成。至今，我依然陪伴著這一家人，走在陣陣風雨裡……

7

綠花白千層

星兒的祕密

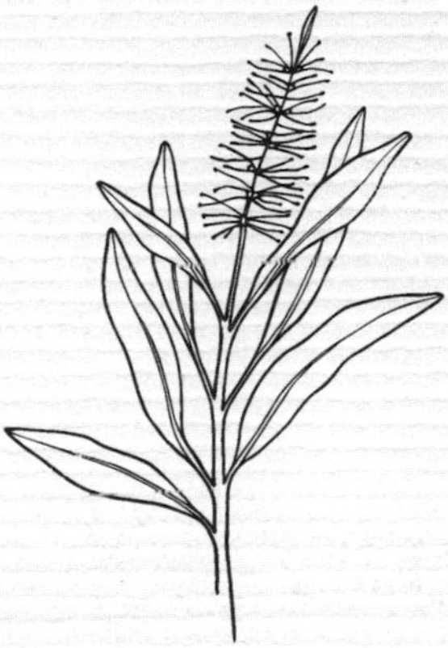

N I A O U L I

一層層愛的枷鎖

只為給你

最強的守護

重新尋回

生命的最初

最非凡的陪伴

這個故事是我在某大學遇見的一個學生個案。

那年，我應學校諮商輔導中心之邀，為一群高危險群學生開設芳療課程，想藉由氣味，讓他們認識自己、抒壓放鬆。第二次上課後，輔導老師告訴我，這幾個孩子裡，有一個是高功能自閉症。我很驚訝，因為第一次上課，我都有和他們互動，並不覺得哪個孩子有自閉傾向呀！原來老師說的，是就讀《美術與文創學系》的文宇，我更訝異了！他明明就很開朗、溝通表達也十分流暢，怎麼可能有自閉症？

輔導老師們也覺得這孩子和人互動溝通很正常，但是她的媽媽卻很緊張，開學沒多久就主動帶著重大傷病卡、自閉症檢測單、輔導紀錄來諮輔中心，希望老師可以特別關照孩子。所以，文宇被排進了高危險族群。

回顧文宇的成長，這個媽媽真的很用心。她希望孩子可以正常生活，從小帶著他四處就醫，上許多自閉早療教育和各種各樣的成長課，也不厭其煩申請許多補助。

我對於這個積極、行動力超強的媽媽很是好奇，也很期待更了解文宇的狀況。

有一回上課，我終於見到這個媽媽。原來，她知道文宇上芳療課，又緊張起來！她對芳療只停留在和氣味有關的層次，擔心不知會對文宇有什麼影響，於是跑到課堂上來了解。原本，她坐在教室的最後面，當我準備教具時，就跑到前面講桌，指指點點，問東問西。

我說：「文宇媽媽，妳要不要和我們一起上課。」

她回答得乾脆又簡潔：「不用！我坐在後面看就好了。」

課程進行中，我發現媽媽在場時，文宇的表現和平常截然不同——完全不說話，呈現嚴重自閉的狀態。

這著實教人十分納悶。

我忽然靈光一閃，拿起綠花白千層精油走向媽媽。不知為什麼，那天一看見文宇媽媽，就讓我聯想到白千層樹。她雖然非常瘦削，但總覺得那身子就像被層層樹皮包裹的白千層，需要有人把它一層層剝開。

我停在她面前，遞上綠花白千層。她被我這突然的舉動嚇了一跳，但很配合地接過來，放在鼻尖上深深地嗅聞著……過了好幾秒，問我：「這是什麼？」

「綠花白千層。」我說。

她的手一直沒有離開鼻尖，整個人專注地彷彿要融進那氣味裡；原本緊繃嚴肅的神情，逐漸緩和下來。

過了好一會兒，我輕聲地問：「妳還好嗎？喜歡這氣味嗎？」

「這味道很好，味道很好。」她幽幽地說著，那聲音似乎來自遙遠的地方。

「妳喜歡就好。這氣味可以讓妳好好休息一下，妳太辛苦了！真的好辛苦。」

她的眼睛裡泛起淚光，兩行熱淚忽地滑落下來。

一旁的文宇嚇了一跳，我輕輕觸了一下他的手，默默走回講台，繼續上課。

結束後，文宇媽媽說她有事，便匆匆離去。

文宇說：「我可以和您聊聊嗎？」

「我也想和你談談呢！」我說。

我問文宇：「從你的就醫紀錄來看，你是屬於高功能的自閉症。可是在這幾次的互動過程中，我實在感覺不出來你是個自閉症患者。」

他說：「我的確是，而且到目前為止仍然在持續治療中。」

「那你從何時開始發現自閉狀況沒那麼嚴重了？」

「高中時我就發現可以控制自己的情緒了。這都要感謝媽媽讓我接受各種治療和學習，這麼多年來，這些努力沒有白費，我可以感受到自己一直在進步。」

「那你沒有讓媽媽知道你已經可以控制自己的情緒？」

「我表達過，但是媽媽非常激動，她覺得我在傷害自己。」

「你有試著和媽媽好好談談你的改變嗎？」

「沒辦法耶！媽媽無法接受。」文宇尷尬地笑了笑，聳了聳肩膀，轉身離開。

嘿，這孩子好貼心呀！只要媽媽在，為了讓媽媽安心，立馬變回媽媽接受的、自閉的狀態。怪不得他的導師、輔導老師都很納悶，為什麼平時溝通互動正常的文字，會有這麼令人費解的不同樣貌。

Chilbil的悄悄話

回想在課堂初見文宇媽媽，感覺她瘦削的身子如白千層的樹幹裹覆著一重重樹皮。可能從孩子被判定是自閉症以來，她就辭去工作，全心全意負起照顧陪伴療癒的責任，完全沒有了自己的生活。不知不覺間，她已經把自己變得像文宇一樣自閉。十多年來，文宇的自閉是她生命的軸心。所有的治療、課程、活動，是孩子的，也是她生命的一部分，如同裹上層層樹皮的白千層。

我不知道體貼孝順的文宇，還要繼續陪媽媽演這齣戲到什麼時候？原本是孩子需要她，演變成她不自覺地利用孩子的依賴與需要，以滿足自我的存在感，創造自己存在的意義與價值。文宇媽媽的狀況，引發我再度反思照顧者和被照顧者之間的微妙關係。

照顧者當然是辛苦的一方，但一定要自覺地保有自己生命的獨立自主，也要記得對外尋求援助。否則長期孤軍奮鬥，身心疲累，很容易陷落成為需要被照顧的人。文宇當年被確診是自閉症時，的確是家庭裡的重爆彈！媽媽想盡各種辦法，期盼他可以正常生活。十多年來，母子一起並肩奮鬥，提早了文宇自我探索和學習成長的機緣。令人慶幸的是，文宇成長了，逐漸走出自我封閉的世界。但是，全心全意都在文宇身上的媽媽，反而把自己封印在「文宇是個自閉兒，很需要我」的認知裡，無法接受文宇已經不再全然依賴及需要她的事實。

那天，我讓她嗅吸綠花白千層，就是希望她能剝開身上一層層「需要被需要」的裹覆，發現真實的自我，體驗全無遮覆的輕鬆自在。

祈願那一個熱淚流淌的當下，文宇媽媽已經傾聽到自己內在的聲音，感受到真實自我的召喚。

這條路，也許會像她陪伴文宇走過的那般漫長，誰知道呢？

但我相信，文宇會是她最好的陪伴者。

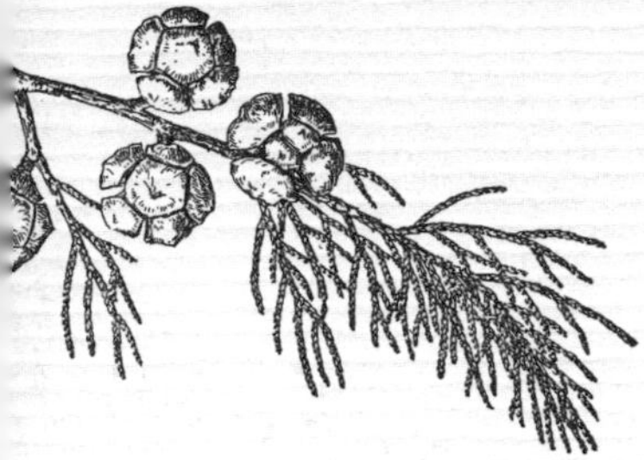

8

絲柏、乳香

做自己的正宮
就好

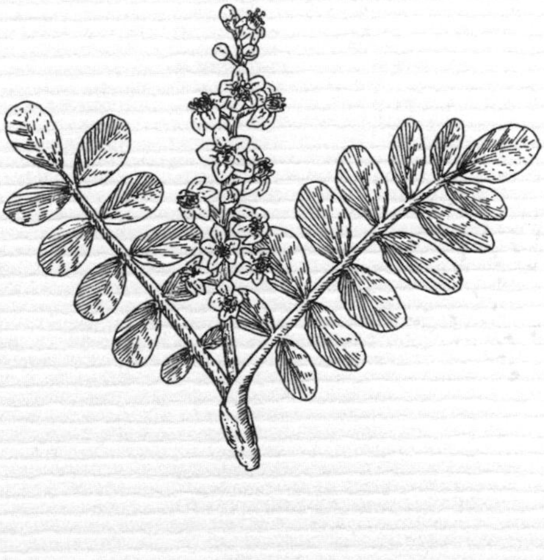

CYPRESS, FRANKINCENSE

撥開雲霧
認清真相
收起眼淚
沉澱自我

妳就是妳
妳無須
成為別人
妳也無法
代替任何人

楊姊，是我還在大型ＳＰＡ店的老客戶。白皙柔細的肌膚、高䠷修長的身材。笑起來，一對迷人的小酒窩歡喜迎人，清清雅雅一如三月梨花。楊姊幾乎每個禮拜都會來店裡報到，做臉、護膚、修手腳指甲，是店裡極受歡迎的大戶。每回她走進ＳＰＡ店，那白皙粉嫩的纖纖玉指，總是閃耀著鑽戒、紅寶石、珍珠、翡翠，彩蝶般交替飛舞。夏日裡，穿著涼鞋的小腳，總是巧巧整整地修飾美美，精心塗上亮麗的蔻丹。不管從哪個角度欣賞，楊姊就是大家心目中典型的貴婦。

不過貴婦楊姊有個特殊狀況，她沒法忍受落單。吃飯、逛街、看電影，總是要拉個伴。那時，她常約我陪她，但我每天幾乎都客人滿檔，哪可能走得開？只能偶爾擠個空和她吃個飯。「哎呀，妳陪我，我照付妳做客人的鐘點費嘛！」嘿，真是令人稱羨的闊綽呀！只是，怎麼會有人這麼害怕獨處呢？

然而從我認識楊姊以來，她就是這樣。外表有著貴婦的優雅風華，內在卻像個小女孩需要黏著人。隨著年齡增長，這情況還愈來愈嚴重。

有一回她來做身體，提到泌尿系統不舒服，問我有什麼油能幫得上忙？這問題我很久以前就聽她提過。

「最近愈來愈嚴重了呢！」她說。

「妳有做婦科檢查嗎？」

「醫生說都正常，只是免疫系統比較差。醫生給了我外用的藥，也用了塞劑，但都沒有好轉。分泌物很多，有時還會癢到我搔破皮，狀況時好時壞，反反覆覆的很煩人。」

我有點納悶，楊姊一向很養生，怎麼會免疫系統低落，而且是泌尿系統出狀況？我直覺這問題是源自於心理層次。雖然我們認識很久，但像楊姊這樣在乎形象的人，是不會輕易透露隱私的。她願意向我求救，可見這個情況已經困擾到很嚴重的地步。

那回我沒有和她深談，先用沙棘油加上絲柏讓她回去試用。

Chilbil的悄悄話

身心靈的整體醫療觀以及過往的經驗告訴我，泌尿系統的問題，和一個人的情感連結有關，同時也意味著她對自我的存在價值、地位、人際關係有著認同上的危機和不安全感。選擇絲柏，是因為生理上絲柏可以抗菌止癢且有助於靜脈收縮，心靈上則有著收攝內心觀照自我的效用。我覺得這個身體的症狀，是在引領她收攝向外馳逐的心識、反觀自心。因為，生殖輪是自我的居住所。

楊姊有一個交往很久的男友（我們都稱之為阿娜答），但遲遲沒有結婚。我的內心常迴盪著一個聲音：楊姊的男友會不會是個有婦之夫？這麼多年來，我觀察楊姊，她的生活圈子非常狹隘，生活重心全圍繞著男友，阿娜答就是她的天與地。男友在身邊，她就彷彿身處天堂般幸福快樂；男友不在，就像個失了心的小女孩，恍恍惚惚無所適從。只是男友在的時間既少又短，她總是不斷找人陪她吃飯、聊天、逛街。不曾聽過她有什麼麻吉閨密、做過什麼很感興趣的事，更別說去上什麼課了。她所有的話題，除了男友還是男友，我擔心她在感情裡完全失去自我。

有一回，我試探著問她：「楊姊呀！既然您和男友感情這麼好，為什麼不結婚呢？我覺得妳生殖系統的問題，很可能源自於情感上的不安全感喔。」

她吃驚地看著我。「不會呀！我跟阿娜答的感情很好呀！」

「我沒有說你們感情不好啊！我只是覺得既然感情這麼好，為什麼不結婚？」

「可是我們沒有想結婚啊！結不結婚又沒什麼差。」

「有！怎麼沒差？將來若發生什麼狀況，有那張證書，對妳才有保障欸！」我故意半開玩笑地說。

「我們不在乎那張紙啦！」她說。

「好啦好啦！隨便你們囉！」

之後，每回只要提到和結婚有關的話題，她就立即彈開。然而，她陰部發炎、搔癢得愈來愈嚴重。絲柏和沙棘油一開始確實對這症狀有些幫助，但過一陣子又再復發。白天清醒時，她還可以勉強忍住，但夜裡一睡著常不自覺地抓到破皮流血。醫師警告她絕對不能再抓，再抓下去會變成癬，變成癬之後會非常乾燥，治療將更加棘手。

Chilbil的悄悄話

我意識到當絲柏無法改善、遏止楊姊陰部發炎的症狀，而且變本加厲時，意味著她心理層面的問題愈來愈嚴重。

「楊姊，妳不能再這樣下去了！」

「那該怎麼辦？」

「楊姊，妳是不是有什麼狀況過不去？」

她有點訝異地看著我，「我能有什麼過不去的？我的環境那麼好！」

我心中嘀咕著：天呀！妳是真聽不懂我的話，還是想繼續逃避下去？

事實上，我一直懷疑楊姊是被包養的小三，永遠成不了正宮的小三。

我覺得是和她挑明說清楚的時候了。

「楊姊，我們都認識這麼久了，妳要不要向我坦白？妳其實是無法和阿娜答結婚的，對不對？妳的阿娜答是有婦之夫對不對？」

她坐直了身子，兩眼瞪著我，半晌說不出話來。

「妳不用瞪我，只要說是或不是就好。」

她回過神，略顯激動的說：「妳怎麼知道？妳有看到嗎？看到他和別的女人在一起？」

「當然沒有，但是我可以確認，妳不會成為他的太太，也不是他唯一的女人。」

楊姊呆住了，蜷縮在沙發裡，像個無助的小女孩，兩行熱淚止不住地流下。我坐到她身邊，在她耳邊輕聲說：「楊姊，雖然妳過著貴婦般的生活，但我總覺得妳的心裡藏著一個祕密。這個難言之隱，就是妳心裡過不去的痛，是造成妳陰部持續發炎的心理因素——妳無法真正接受自己是小三，妳對未來充滿焦慮和恐懼，對吧？但是妳一直在逃避內心這團抹不去的陰影，因為妳無力改變現狀。即使能改變，也沒有勇氣面對不可預期的未來。情感的不確定性、無法正名的失落、自我價值的迷失，顯化出身體的病症。妳可以欺騙自己，但騙不了身體。」

我試著分析楊姊內心的狀態，她一邊聽一邊流淚。「楊姊，哭不能解決問題。我這麼坦率直白地告訴妳，不是要揭穿妳的隱私讓妳傷心，是希望可以幫助妳。」

痛哭之後，楊姊終於告訴我真相。她和男友這段感情已經牽扯了二十年，泌尿道系統發炎是近十年的事。男友另有家室，是一個成功的企業主。他很愛楊姊，很有責任感，不但照顧她的生活，還幫她安頓爸媽的住處，提供優渥的生活費。爸媽不知道阿娜答是有婦之夫，只是覺得奇怪，為什麼他們遲遲不結婚。楊姊和阿娜答在一起後，從來不需要工作謀生。唯一的缺憾是，阿娜答不可能離婚，他們的感情，只能封藏在兩人的世界裡，永遠不可能攤在陽光下。

諷刺的是，從小到大，爸媽在看新聞或戲劇時，只要碰到有小三的情節，就會給楊姊來一場機會教育，痛罵小三傷風敗俗，不知羞恥！這觀念一直銘印在楊姊心中，揮之不去。

小三的存在，確實是傳統道德觀和主流價值所撻伐鄙夷的。我問楊姊，那妳怎麼看待這一段感情？妳的父母，怎麼看待妳和阿娜答的關係？

楊姊沉默不語，兩行熱淚又潸然落下……

過了好半晌，她仍然只是搖頭，默默流淚。

我猜這二十年來，每當夜深人靜或一人獨處時，她已不知反反覆覆想過多少回這兩個問題，只是不曾有過答案吧？

我握住楊姊的手，給她支持和溫暖，輕聲說著：「辛苦了！心疼妳。」

可以理解，如果楊姊有能力從這灘爛泥裡爬出來，早就出來了。她需要支持和肯定的力量，持續梳理心中的糾結。這不是短時間可以解決的，至少先讓她覺知身體與心理之間緊密的關聯性，知道是身體智慧在引導她，讓她在痛苦中覺察自己必須改變思維模式。

而當時陰部發炎的症狀，連醫生都無奈地表示已經無藥可用。長期使用金黴素讓陰唇的黏膜角化，導致乾裂破皮出血，引發一連串的惡性循環。這對一個女人而言，是多麼大的折磨、多麼難以啟齒的痛苦啊！就如同她心中不可言說的痛。

醫師雖然放棄，我還是試著用沙棘油加凡士林，一比一調和成基底油，再加上乳香、絲柏，看看是否可以緩解乾裂出血的不適。

Chilbil的悄悄話

乳香具有調順子宮的功效，可以從陰道滋養子宮。如果只是泌尿道靜脈問題，單純只用絲柏即可。逐漸步入更年期的生理變化，同時會影響心理。我發現那陣子楊姊來保養肌膚和做臉的次數愈來愈頻繁，彷佛在擔心青春流逝。乳香除了調順子宮，也能幫助她慢慢建立自尊與自信。這是我在為她調油時，加入其中的祝禱。

楊姊塗抹後很開心地告訴我：「這比醫生開給我的藥有用呢！」

「因為我調的油多了潤澤滋補的效果啊！不過，我還是要鄭重告訴妳，妳必須正視自己內心交戰衝突的狀況，否則只能治標不能治本。如果妳無法打從內心深處接受這個關係，是不是該跟阿娜答好好談一談？」

「我的阿娜答不可能離婚的。」

「那妳可以考慮換一個呀！或者離開男友自己獨立生活。」

「換一個！有這麼容易嗎？要去哪裡找？而且，還要有感情呢！」楊姊搖搖頭說：「自己獨立生活？我已經很久沒有出去工作了，怎麼可能呢？」

Chilbil的悄悄話

其實我可以理解楊姊的心情，二十多年來，她已經在男友的庇蔭呵護下，嬌養成籠中的金絲雀，只能望著廣闊的天空，再沒有振翅翱翔的能力。但籠中的金絲雀也有安逸的幸福呀！我故意說可以考慮換一個，其實只是讓她更深入去思考她離開男友的可能性，如果不可能離開，也不可能獨立，最容易的選擇，是不是就接受自己此時此刻的狀態？

之後，楊姊仍然繼續使用我給她調的油。每回來做身體，也會主動和我聊聊擔心與恐懼。我試著分享其他小三的故事，讓她知道，在小三族群中，她其實是幸運而且幸福的一個。同時告訴楊姊，感情的事，很難只用道德律則和社會價值去論斷。許多錯綜複雜的因緣，也可能和過去的業力有關，隱含著愛與智慧的功課，遠遠超出現世的認知可以理解。如果已經盡了力，仍無法解決，那麼就用感恩的心接納現況，用寬容善待彼此、並默默感謝祝福那個和妳共享丈夫的女子，大家都受苦了！

慢慢地，楊姊發炎的狀況愈來愈緩解。有一天，她開心地告訴我：「Chibil，我的老毛病好久沒有再犯了耶！」

發炎的陰唇，是楊姊靈性的吶喊，是無言的求救，因為她的意識困住了自己。自責、內疚、低自尊的思維模式，讓她的內在時時處在交戰的狀態，從而顯化為發炎的症狀。

我只是一個清醒的旁觀者，為她拉出渾沌糾結的內在陰影。每一次破裂出血的劇痛，都在提醒她得要覺察自我傷害的思維模式，學著寬恕自己、接納當下。我為她調製的精油，只是一把鑰匙，啟動自我療癒的引擎。這股大自然的能量，陪伴她更有勇氣誠實面對內心的衝突。身體智慧以疾病的形式提醒我們傾聽內在的自我，並與症狀溝通，直到覺知並體悟症狀所要引導我們改變的是什麼。一旦意識轉化完成，發炎的症狀也就功成身退了！

這一眨眼，約莫又過了十多年。楊姊目前還是過著小三生活，只是她已經承認並接受自己就是小三的現況，更加認真地保養身體呵護肌膚。雖然已年過五十，仍然像一株美麗的牡丹，散發著富貴的風華與小女人的清麗手姿。

無論是小三還是正宮，誰都不知道幸福可以持續到什麼時候。唯一可以確定的是，幸福來自對自我價值的肯定、對生活中每一個狀態的接納、感恩與珍惜。

沒有一片雪花會落錯地方；即使我們以為落錯了地方，也一定有它特殊的意義。所有的緣分都是我們靈性安排的功課，讓我們在每一個境界中學習智慧與慈悲。

9

白珠樹

斷捨離，留下愛

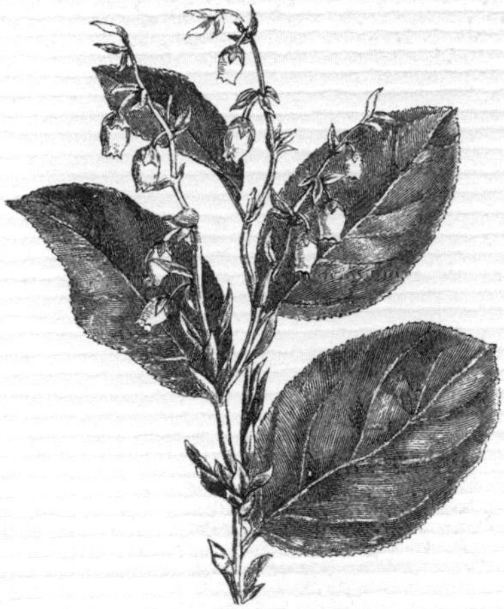

G A U L T H E R I A

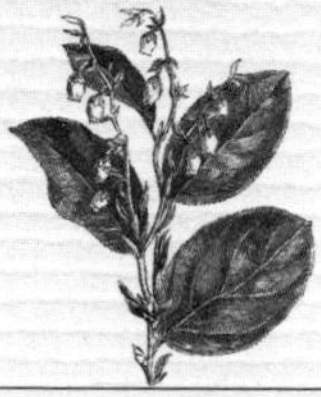

愛與被愛

都在取捨

只有

溫柔無傷害

才能斷捨

那是台北東區的一家醫院，我走進一間重症病房，不期然看到病床邊的置物櫃上，一朵玫瑰燦然綻放。那奪目的紅豔，像心臟般蹦跳著愛與熱情，讓冰冷的病房顯得溫暖寧靜。原來，這不同於其他病房的氛圍，來自於細心體貼的張伯伯。

張伯伯原本服務於某個外交單位，自從妻子乳癌確診，就選擇退休全心陪伴。住院期間，他每天幫妻子泡腳按摩擦身，還不時換上鮮花，把愛妻照顧得無微不至。病中的伯母，雖然受著病痛的折磨，依舊散發雍容華貴的氣質，溫溫穆穆，不躁不火；很難得可以在病房中感受到這麼和諧溫馨的能量。志工們都覺得伯伯實在照顧得太好了，我們幾乎插不上手！倒是盡心盡力的張伯伯，需要我們為他抒壓解勞。

溫文儒雅的張伯伯暖心地說：「我沒有你們按得好啦，還是要跟你們學學呀！她生病前會固定去給人按摩呢，你們來她好開心。」

經過幾次服務，彼此愈來愈熟悉，伯伯開始說起他的心事。

他很感慨自己似乎是在照顧妻子後，才重新認識這個生活了幾十年的老伴。三十多年的公務生活，日日早出晚歸，加上不時得繞著地球出差遠行，和妻子相處的時間少得可憐。當年初嫁時恬靜溫柔的美嬌娘，如今年逾花甲又重病在身，原來就比別人多了一竅的心眼，變得更是多愁善感。他也就更加細心體貼地呵護著愛妻，唯恐有任何疏略讓愛妻心裡委屈。

有一回張伯伯沉重地說：「妳知道嗎？我好歉疚，好自責，是我自己不想生孩子。我媽不知實情，把所有怨怒、不滿都丟到她頭上！她扛住所有我媽施加的壓力，從沒對我訴苦，不讓我操心和媽媽相處的狀況。我很自責自己竟然如此無感，沒有為她擋住媽媽的槍林彈雨。她把所有委屈和苦楚都往肚子裡吞，才會生這種重病啊！更令我心疼的是，她總是安慰我，要我別這麼想，說都是她沒把自己照顧好，和我無關。還叮囑我在她離開後，一定要好好活下去。」

張伯伯說完，雙手抱頭沮喪地啜泣起來。

我輕拍他的背，告訴他：「您一直很用心照顧伯母，這段期間，她雖然承受著病苦的折磨，但內心享受著您飽足的愛，也因為這無微不至的照顧，讓她的身體備享尊嚴與榮寵。您們互相體諒，代對方著想，這種良善敦厚真是愛的典範！相信伯母也不希望您這麼責怪自己。她愛您，所以扛住了所有婆婆的責難。您要原諒自己，好好活下去，這才是您對伯母最好的回報啊！」

我陪伴他們的時間大概有一年多，伯伯心痛欲絕的時刻還是來臨了，愛妻終究不敵病魔的摧殘與世長辭。

伯母臨走前交託我協助整理遺物，也懇請我陪伴先生走出傷痛。她心頭最惦念的，就是先生是否可以在她離開後，好好開始新的生活。

告別式後不久，我就提議去幫忙整理伯母的東西。當時張伯伯實在太傷心了，面對一屋子愛妻的物件，完全沒有心思和動力去碰觸。我提了幾回，都沒得到回應，也就作罷。

過了好一陣子，張伯伯到醫院參加病友團，我開心地走到身旁問候：「這陣子都好嗎？」

他勉強擠出一絲笑容，黯然的神色裡，飄過幾許落寞。

「還記得伯母臨終的叮嚀嗎？她希望您可以振作起來喲！伯母不是說，她離開之後，您要好好整理她的遺物。我們要不要一起來整理伯母的東西？」

「我整理過了，沒有一樣丟得掉！」

「沒關係，我去幫忙，這也是情緒的整理喔！我們來試試看，好嗎？」

Chilbil的悄悄話

有意思的是，對話之間，我腦袋裡當下就冒出了「白珠樹」這瓶精油。就是它！去整理伯母東西的那天，就帶著白珠樹——斷捨離的最佳用油！

準備去張伯伯家那天，我一早就把白珠樹放進精油盒裡，默默祈求大自然的能量，幫助他清理掉心中的歉疚與遺憾、不捨與悲傷。

燦亮亮的陽光一路跟著我來到張伯伯住處。開門時，他斯文地咧了一下嘴笑了笑，迎接我的到來，黯然的眼神裡依然藏著哀愁。

踏進居所，老舊的公寓裡，就像當時醫院的病房一樣秩序井然、一塵不染，環繞著一種熟悉的氛圍。我看見鋪著典麗桌巾的餐桌上，又是一朵紅豔豔、綻著笑的玫瑰。這是伯母最愛的花，我感覺伯母好像在某個角落裡，優雅雍容地對著我微笑。

我先用白珠樹調和按摩油，給伯伯按摩肩頸。伯伯的肌肉十分僵硬緊繃，是鎖住了許多放不下的牽纏繫念吧？

「這味道很好聞呢！」伯伯說。

「那我們就點上薰香來整理東西吧！」

伯伯面有難色：「這麼多東西，要從哪裡開始呀？」

「就從有故事的物件開始吧！我想聽聽你們的故事呢。」

就這樣，伯伯拿起屋裡一個個被安置得妥妥貼貼的物件，凝神端詳。那飄忽迷濛的雙眼，似乎在搜索著記憶庫裡閃爍的光影，一幕幕場景，逐漸清晰。我就這麼跟隨著伯伯的述說，走入他們三十多年的似水年華。

突然，伯伯拉開一個寢室的五斗櫃，彩虹般的繽紛色彩一下跳出眼前。裡面堆堆疊疊，滿滿的都是絲巾。

「哇！好漂亮的絲巾！」我不禁驚嘆叫道。

原來，伯伯知道伯母喜歡絲巾，只要出差，一定會選上一條或幾條帶回來送給愛妻。這滿滿一櫃，都是他從世界各地為伯母蒐集來的禮物。節儉成性的伯母不時唸他：「別再帶了，別浪費錢！」但是，伯伯仍然用這方式繼續表達愛意，直到退休。

我和伯伯一起檢視著這些美麗的絲巾，伯伯翻出幾條，疼惜地說：「妳看，買了她還捨不得用，吊牌都還在。」

真的，好多漂亮的絲巾都還是全新的。

伯伯手撫著絲巾，好一會兒，像下定了決心。「妳挑挑看，如果有喜歡的，就送給妳。要記得喲！所有的好東西，一定要當下就用！否則，禮物就變成了遺物。」

呀喔！我的腦門好像被撞了一下。好經典的一句話啊！

當我把所有絲巾一一翻起，櫃子的底部赫然出現一疊信件。仔細一看，每封信上蓋著來自不同國家的郵戳，收信人都是伯母。我眼睛一亮：「這是您寫給伯母的信？」

伯伯笑了一笑，眼神飄向遠方，似乎穿梭在時光的長廊裡。「以前出差，我每到一個地方，除了給她買絲巾，也會捎上一封信。但時間久了，我幾乎都忘了！這些信，是她離開後我才發現的。感覺每一封信，都被小心翼翼地拆開、讀完，又好好地再折放回去。妳看，每封信上都標註了收信的時間，還編上號碼。」

我拿起信，感受那曾經握在兩人手上的溫暖。這是多年來，他們心靈之河往來流通的甜蜜愛泉。

「多好啊！」我看著伯伯的眼睛說：「沒想到當年您寫給伯母的情書，現在，變成了伯母留給您的情書呢！」我慎重地將它們一封一封收回櫃底。

那天，我把白珠樹精油送給伯伯，也帶走了幾條絲巾。或許是白珠樹真的起了斷捨離的作用，伯伯才願意把伯母心愛的絲巾送我吧。

回家後，我忍不住打開衣櫥，看看有哪些被我不經意遺落在角落裡的摯愛。「別讓禮物變成遺物！」伯伯的話像警鐘般在我耳邊響起。

摯愛的死別，是椎心斷腸的刺痛，卻也是我們每個人都需要面對的人生課題。也許，白珠樹精油宛如一把慧劍，引領我們掙脫執念的枷鎖和形象的束縛。在死亡永別的絕望中，讓我們重新體驗感受、那曾經注入心續之流，從來不曾消失的愛，臣服於宇宙所有的安排。

10

花梨木

帶著盔甲的總鋪師

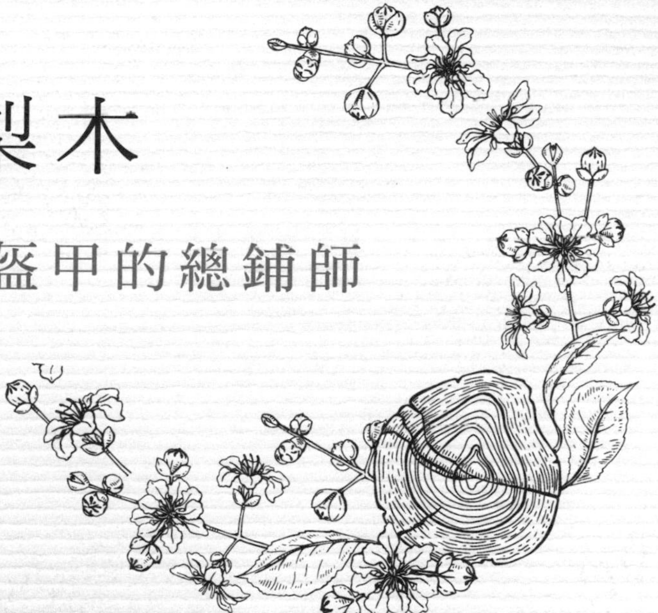

R O S E W O O D

生命究竟是

一場場的錯過

失去了

才明白錯過了什麼

對待生命

不妨大膽一些

因為終究會失去

那天，帶著香氣行者團的芳療師到重症病房服務。一進病房，看到一個約莫二十多歲的男孩背對著我們，正在滑手機。病床上，一個五十多歲的男人在閉目養神。

「嗨！您好。」我用熱情的招呼聲劃破病房的寂靜。男孩似乎嚇了一跳，慌忙放下手機，轉過身來。

「我們是芳療師，來為你們按摩抒壓。」

「謝謝，不用，不用。」男孩面無表情，很乾脆地拒絕。

我轉向病床，對著大哥重複一次：「我們是芳療師，來為你按摩抒壓。」

病人睜開惺忪的眼，好像從一個遙遠的世界醒來，悠悠地說：「免啦，這啥味？不好聞。」

嗄？我心裡想，都還沒碰到你呢，就說不好聞？

吃了閉門羹，我識趣地把學生帶出來，回到護理站。在我的經驗裡，很少有病患和家屬拒絕服務，通常他們都求之不得呢！

護理長過來招呼，幫我們打氣：「這對父子狀況比較特別，要勞你們多費心了！」阿長（護理長）燦亮亮的笑容像春風吹走了剛才碰的一鼻子灰。兩個二十多歲的女照服員正好經過護理站，我靈機一動，告訴阿長，請她們去和男孩溝通。他們年齡相仿，也許可以遊說男孩到護理站來，我想讓他玩一下香氣抓週。

護理長和安寧團隊事前已經跟我提過這對父子的故事。爸爸強哥是一個總鋪師，長年酗酒，除了大腸癌，還有嚴重的肝硬化和胃的問題，身上帶著胃造口、腸造口。那個男孩是大兒子祥晴，還有一個弟弟祥俊，兩兄弟輪流到醫院照顧爸爸。諷刺的是，強哥是個不負責任的爸爸，有過兩段婚姻。第一段婚姻，太太自主意識強烈，而且娘家很有錢，一發現所託非人，立即斬斷情緣，訴請離婚。第二任老婆秋蓉可就辛苦了！強哥不但捅了大大小小的婁子，還丟下好幾百萬的債務撒手不管，全由秋蓉一肩扛起。這兩兄弟便是秋蓉所生，也是秋蓉一手養大。強哥從沒拿錢撫養過他們，更別說教育陪伴，盡過什麼父親的職責了。後來，秋蓉主動提出離婚，才結束這一場令她身心俱疲的夢魘。

聽了這故事，實在很為兩兄弟和秋蓉抱屈。這個不負責任的爸爸如今臥病在床，醫藥費全由秋蓉支付，還得由兒子輪流照顧這宛若路人甲的老爸。

我對於這母子三人和強哥的內心世界充滿好奇。這麼大的負欠，是要如何償還？這麼深的怨怒，可以平息嗎？兩個兒子在病床邊看著和自己血脈相連，心靈卻如此遙遠的爸爸，又是什麼心情？

強哥呢？他會回顧前塵嗎？面對這兩個兒子，他想的是什麼？

護理師說這兩兄弟很少跟爸爸說話，就是制式地做著日常生活照顧和護理工作。

不過，做老爸的倒是很有威勢，動不動就發脾氣責罵他們。兩兄弟還算溫順，通常不回嘴，認分做著該做的事。反正這是過渡階段，等長照機構的申請下來，強哥將被送進機構，屆時他們的責任就完結了。

阿長和安寧團隊都期待這段時間，強哥可以好好向母子三人道歉，彼此和解。兩個可愛的少女照服員，笑咪咪地去找祥晴，一會兒便把他帶來了護理站。不在爸爸身邊，又有同齡的夥伴在旁，祥晴臉上僵硬的表情感覺放鬆了下來。我請同行的芳療師引導他抓週。

第一支，玫瑰草。第二支，甜橙。第三支，花梨木。

我心中若有所悟：玫瑰草意味著這孩子有著超齡的成熟，十分理性沉著。甜橙表示他有個內在小孩，渴望享有父愛、擁有幸福美好的家庭生活。花梨木則透露他已經原諒爸爸。面對強哥這樣的父親，我猜他的心情可能是：雖然您不曾養育我，但我的生命來自於您。在血緣上，您終究是我的父親。雖然您加諸母親和我們生活上的痛苦令人憤怒，雖然您不曾好好愛過我們，但看著您躺在病床上受苦，那些恩怨似乎也就淡然了。這段時間，我就善盡做兒子的責任，把您照顧好吧！

阿長說，祥晴在得知爸爸罹癌時，曾寫了一首詩，表達對這個陌生父親的祝福。其中就有「雖您未曾養育我，還是要謝謝您是我的父親」這樣充滿孺慕之情的表白。此外，花梨木也代表他在陪伴媽媽的艱辛歷程中，已經取代了父親的角色，成為一個照顧者。

叮囑好為他抓週的芳療師用這三支精油給他按摩，我就回到病房去關照爸爸。

強哥看我再度回到病房，警覺地拉起棉被把整個頭蓋起來，試圖躲著我。阿長呢喃著：「怎麼辦呀？」

我不理會他的抗拒，走到床邊，把他的腳從棉被裡拉出來。這腳背又乾又裂，如蛇皮一般，而且有脫屑的情況。就生理而言，營養不良原本就有可能產生這種現象，但當我翻看腳底，腳底的皮膚竟然光滑無比、平整細緻，沒長一點繭。身體經驗告訴我，這真是個自私的男人，完全以自我為中心，又非常渴望得到別人的尊重。

Chilbil的悄悄話

這也讓我讀懂他腳背粗糙乾裂脫皮帶來的訊息，當我們的身體出現一些症狀，有時透顯的是心靈的索求。強哥手腳的乾裂脫皮，反應出內心對愛的渴望。尋求愛的滋潤的脫屑，和一般的脫屑是不同的。一般的脫屑會掉下來，但尋求愛的滋潤的脫屑是不會掉下來的，這皮屑會緊緊黏附著，可見對愛的渴求有多強烈。

我有些明白為什麼強哥會這麼花心了！他喜歡沉浸在愛的糖蜜裡，享受愛的滋潤，但又不想負責任。這很可能源自於他原生家庭的某些經歷，但那又是另一段需要長時間了解的探索。我得先把重點放在他和兒子的和解。

仔細審視了強哥腳心腳背的狀況後，我拿起基底油，啥也沒加就直接塗抹上去。那乾燥龜裂的皮膚立即把油吸了進去，像荒旱的土地，貪婪地吸收著雨水。

一旁的阿長很緊張，擔心他會踢我。我也無法預測他是不是會踢人？緊緊握住那腳，持續不斷地塗抹按摩。還好強哥沒有踢我，原本蜷縮在棉被裡全副武裝的身軀似乎慢慢鬆緩。病房裡凝結如冰的空氣，開始慢慢流動起來。逐漸地，我感受到從他的腳傳來的，需要被撫觸的渴望。那渴望的熱焰裡，閃爍著想和兒子好好溝通的信息。我感受到他的內心很煎熬，對兩個兒子其實有著深深的歉意。但他卸不掉穿在絕大部分父親身上的剛硬盔甲，連跟孩子好好說話都很困難。身體遠比言語更加誠實，更能表達真實的心靈狀態。

阿長跟我描述他和兩個兒子相處的狀況：「上回院裡辦茶會，強哥擔任總鋪師掌廚，使喚兩個兒子做東做西，跑上跑下，可真威風呢！還三不五時大聲叱喝！兩個兒子好是乖順，都默默接受老爸的指揮毫無怨言。」

嘿，這兩個兒子簡直是老天送給強哥的恩典嘛！真希望他能好好珍惜，能真實地表達出對兒子的愛；相信那也是兒子深藏心底的期盼。

我開始和他攀談起來。

「大哥，您的腳很漂亮喲！」他緩緩放下被子，鑽出頭來，看著我，不以為然地搖搖頭。我又說了一次：「大哥，您的腳很漂亮喲！來，借我看一下您的手。」強哥沒有回話，我順勢拉起他的手仔細端詳，他的手也非常乾燥，我繼續用基底油慢慢摩娑著乾燥的手，一邊閒聊起來。

Chilbil的悄悄話

有了「肢體接觸」後，人很容易卸下心防，這就是我熱愛身體工作的原因。藉由身體的連結，可以開啟人與人之間真誠的交流。

我問他：「從生病到現在，都是誰照顧您？」

「兒子。」他說。

「有跟兒子道謝嗎？」強哥嘴巴緊閉著，一聲不吭，眼神呆呆盯著對面雪白的牆。

護理師走進來，揉揉強哥肚子，皺著眉頭說：「這樣不行啦，大便都排不出來，得用摳的喲！」

強哥猛地搖頭，強力拒絕。

我說：「那要誰幫您啊？我幫您好了！」

他張大眼睛，有點惱火地瞪著我。

「跟您開玩笑的啦！叫兒子幫您，好嗎？」

「好。」他立刻應聲。

我說：「他現在在隔壁，等會兒我教他怎麼潤腸，再來幫您摳。」

接下來，我一邊按摩強哥的手、雙臂，一邊問他當了幾年廚師？他逐漸打開話匣子，如數家珍地細說在哪些飯店、餐館工作的輝煌歷史。原來我們還是台南同鄉呢！有了這些情感連結，我再把話題轉回他和孩子之間的狀況。

「大哥，您要跟兩個兒子道謝喲！因為他們很不容易呢！我去過很多重症病房，幾乎都是看護在照顧，很少見到這麼年輕的男孩，二十四小時隨侍在側，還給您把屎把尿呢！不管過去如何，重要的是現在。您可以試著和兒子好好說話，不要老是板著一張臉。也許，您覺得對不起孩子又無法彌補，心裡很遺憾。現在躺在床上還要勞煩他們照顧，心上更是不安。雖然您現在什麼也做不了，但至少，您可以用言語表達感謝喔！」

「嗯嗯！我會好好跟兒子說。」強哥簡單明白地應了聲，眼睛又看向對面冰冷的白牆。

過一會兒，祥晴被按摩完回到病房。我想要教他怎麼幫爸爸摳大便，但強哥故意拖拖拉拉，不斷拖延時間，最後一個理由是——他好累、沒力氣，要睡覺了！

後來，護理師告訴我，他還是沒讓兒子幫他的忙。

當時，強哥跟我說他要讓兒子幫他摳大便時，我心裡便有個直覺——不可能！我覺得那只是在敷衍我，他不可能讓兒子為他做這件事。

Chilbil的悄悄話

我了解強哥還是不好意思接受兒子為他做這麼私密的照護。我們的下肢和生殖器官，在身體語言中，象徵權力與自我價值。也就是說，這個爸爸在兒子面前依舊無法卸下父親尊嚴的盔甲，撤掉自我防衛的藩籬。雖然在內心深處，他知道對不起孩子，但他無法走下父親的神壇，依然覺得要保守住作為一個父親的權威。讓兒子來為他做這件事，對他而言實在太丟臉了！得知這個結果，我心想，要他向兒子道歉道愛，還有些困難，和解的曙光尚未到來。

這段短暫的緣分，讓我更清楚地意識到我們給予病人的陪伴與影響極為有限，但這並不意味我是悲觀或消極的。在重症與安寧病房快速且無止境輪番演出的生離死別中，我非常期待且努力地想在有限的時間裡，盡我所能為這些有緣人開啟一扇窗，導引他們發現從未觀見的視角，對自己與親人有更深刻的洞悉與了解。或者，僅僅是在他們荒寒的生命裡，注入一股暖流。

強哥後來被送進療養機構，他有沒有向兒子道歉道愛？我不知道。在人生長流的波轉中，我們只能在有緣相逢的岸邊推波助瀾。船上的人能否順利渡河、如何過渡，不是我們所能左右的。一切的因緣造化，還是掌握在行船人取捨抉擇的起心動念。

因果的律則不可改變，但生命最迷人而且充滿希望的是，我們可以在每個相逢的剎那種下善美的因緣。並且，期待在那我們已經退場、看不見的地方，每個故事仍有可能峰迴路轉、柳暗花明。

11

甜橙、苦橙葉

昇華的愛

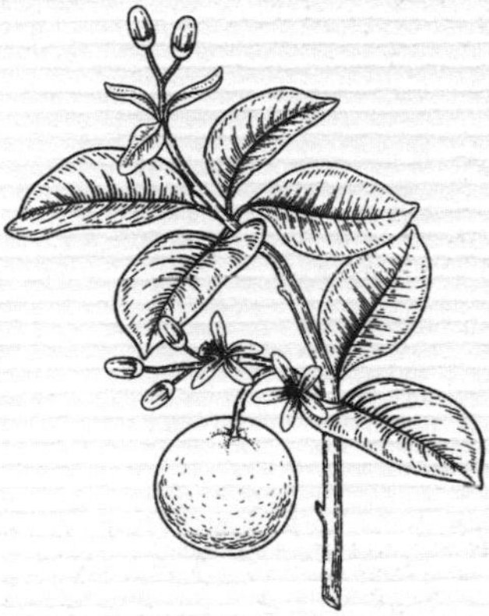

SWEET ORANGE , PETITGRAIN

孩子般的簡單
且單純的快樂

讓空虛匱乏的心靈
因為愛
而獲得救贖
不再感受孤寂

在我開始關注長照領域的初期，經常到日本參訪。日本很早便把芳療運用在老人照護，有許多實務經驗值得我們學習。

每一回，我都會到日照所，觀摩他們規劃了哪些活動、運作的狀況，也觀察老人的需求並和他們互動。我的日文不是很好，他們貼心地派了翻譯陪同。那是個小班制的日照所，有點類似台灣的關懷據點，人數大約只有十到十五人。社工知道我是芳療師，事先和我討論可以用什麼方式和爺爺奶奶有更好的互動。於是，我帶上一盒隨身的精油，準備請他們找尋最喜歡的氣味，並描述對那氣味的感受。我想用這個小活動來連結情感，也藉由嗅覺的觸發來喚醒老人家的存在感。

走進日照所，一對爺爺奶奶立刻吸引了我的目光。奶奶安靜坐在一旁，小女孩一樣純淨的眼睛裡，閃著小太陽般燦亮亮的金光。那糖蜜般的微笑，好像可以甜進人的心裡。她專注地凝視著爺爺，等著爺爺剝開橘子，細心地把橘絡一絲絲剝下來，再一瓣瓣地餵進自己嘴裡。酸酸甜甜的滋味，讓奶奶的眉眼皺在一塊兒，嘴角擠出兩個甜甜的小酒窩；爺爺眨也不眨地看著奶奶，眉眼也笑在一起。這美麗的畫面讓我怔住了半晌：老夫老妻還能保有這樣熱戀的互動，好幸福啊！好像麗日即將道別海岸的滿天霞彩。

奶奶開心地參與聞香的遊戲。她看到甜橙的橙字，抓起精油就湊在鼻子下聞，隨即露出驚喜的神情，問我：「orange？」我點點頭。

一旁的爺爺補充說：「她很喜歡吃橘子，喜歡橘子的味道。」

我問奶奶：「您可以告訴我甜橙這支油給您什麼感受嗎？」

奶奶說：「先生和我都非常喜歡吃橘子，我們覺得每天能吃到一顆橘子真是無比甜蜜、無比幸福喲！」奶奶興味盎然地說起她和先生的日常。爺爺在一旁聽著，不時點頭微笑，好是悠然陶醉！

我和他們一起浸潤著甜蜜的愛泉，心底忍不住讚嘆：你們真是幸福的一對啊！結束後和社工討論活動狀況，他問我：「奶奶是不是有跟妳講到她先生的事？」

「有啊！」我說。

社工一臉猜中的表情，說：「奶奶的先生前年已經過世了，奶奶是在先生過世之後失智的。爺爺是奶奶和先生的好朋友，爺爺沒有結婚，是獨居老人。」

什麼？我一下子從童話世界被打回人間。

「我還以為他們是夫妻呢！看爺爺聽奶奶說話時那麼陶醉，好像他就是那個和奶奶一起共度美好時光的幸福伴侶呢！」

社工微笑著說：「所有學員都知道他們不是夫妻，他們住在附近獨居老人的住所，有各自的空間。白天爺爺會去接奶奶到日照所來上課或參加活動，傍晚再送她回去，爺爺很用心地照顧奶奶。」

我更迷惘了！奶奶失智，只記得從前的事，爺爺就這麼一次又一次陪著奶奶回憶過往、微笑點頭？他們相處的感覺怎麼比夫妻還像夫妻啊？

我在的三天，每天都可以看見爺爺餵奶奶吃橘子的動人畫面，那已經成為我腦海裡幸福指數爆表的人間風景。

「太不可思議了！我好想去找這個爺爺聊聊。我覺得爺爺一定有很多話想跟奶奶說！奶奶拿出甜橙精油時，爺爺選的是苦橙葉，我還沒聽到爺爺分享對苦橙葉的感受呢！」

我像個急於解謎的偵探，立即向社工提出拜訪爺爺的請求，社工熱心地安排我去見爺爺。

謎底漸次解開。原來，爺爺和奶奶兩家是世交，又是鄰居，從小一起長大，也是最好的玩伴。爺爺比奶奶年長，像哥哥般照顧著可愛的妹妹。約莫是小學吧，奶奶的先生也搬來成為他們的鄰居。巧的是，他還轉到爺爺的班上。哥倆感情特好，爺爺把這個新來的同學介紹給奶奶認識。從此，他們就變成鐵三角，玩什麼都在一塊。長大後，爺爺和奶奶的先生一起被徵調從軍，又成了同袍戰友，情誼更是非比尋常。

爺爺說他從小就很喜歡奶奶，心裡默默許下一輩子都要好好保護奶奶的願望。但在情竇初開的青春時期，他發現奶奶喜歡的竟然是他最要好的同學。從此以後，他便把這份愛悄悄藏在心底，不曾表白，打定主意一輩子把奶奶當作妹妹疼愛。

我好奇地問：「您最愛的人，愛上您最要好的朋友，那是怎樣的心情呀？」

「奶奶和我兄弟都很善良，我覺得他們很適合在一起啊！看著他們相處互動，就覺得好幸福。當我可以敞開心感受到他們的幸福甜蜜，並且因此覺得快樂，心也跟著舒暢開闊起來。我喜歡這種美好，奶奶就像我的妹妹，我希望妹妹永遠快樂。」

我好奇地問爺爺：「您有沒有結婚？」

「我一輩子只想照顧這女孩。」

「難道奶奶和您兄弟不希望您有美好的眷屬嗎？」

「有啊！他們曾經幫我介紹過呀。想結婚也要遇上對的人，不是隨便就可以結的呀！我只要看他們兩人在一起的甜蜜，就會覺得很幸福。我想保有那份甜蜜的美好，就像吃橘子一樣的感覺。我希望能在餘生中保持這一份純真的友誼。」

Chilbil的悄悄話

我想，爺爺一定曾在心裡允諾了這一生要好好愛奶奶，以她的幸福為最高宗旨吧！所以，當他知道奶奶愛的人是自己最好的朋友，便把對奶奶的男女之情轉化成了兄妹之愛。他不但恭喜她和自己的好兄弟成為夫妻，還祝福他們、甚至感同身受了他們的幸福甜蜜，從而產生無比的滿足感。這種心量真是令人讚嘆！

在那裡的三天，我觀察到：只要奶奶開心，爺爺就開心。奶奶笑，爺爺就跟著笑；奶奶空洞無表情，爺爺就很失落。爺爺似乎已經在精神上和奶奶合體了！這是什麼樣的情感？許多人一輩子都找不到真愛，有些人找到了，卻發現真愛是在別人身邊。有多少人能夠像爺爺這樣毫無所求的為真愛守候一生，並且甘之如飴？誰說真愛就一定要終成眷屬呢？愛的緣分有深有淺，不盡然能如人所願。如果我們真心愛一個人，只要有機會為他付出，一樣能感到幸福。這是我在爺爺身上看到的「愛的昇華」。

我問爺爺：「您的兄弟過世後，您沒想過要和奶奶在一起嗎？」

「我們現在就在一起呀！」爺爺說。

「我的意思是，您沒想過可以和奶奶成為夫妻嗎？」

「那就不一樣了。」爺爺搖搖頭。「奶奶是因為先生過世過度傷心才失智的，我怎麼可以趁人之危呢？而且，我曾答應過我的兄弟：『她這輩子只會愛你一個人，你安心，我會好好照顧她。』」

爺爺每天都會去奶奶的居處把她帶來日照所，開始一天的活動。淨身沐浴等貼身的照料有照服員為奶奶服務，爺爺謹守著發乎情、止乎禮的律儀，完全不逾矩。

爺爺興味盎然的說起往事：「當年奶奶戀愛時，經常興高采烈、眉飛色舞地跑來和我分享和情郎相處的甜蜜快樂。他們準備結婚時，我非常開心，甚至比他們的父母親還要來得開心！婚後，我還成了他們的婚姻諮商師。吵架時兩個人分別來告狀，數落對方的過錯。我就靜靜聽著陪著，讓他們各自宣洩情緒、理清癥結，然後問他們接下來想怎麼做。看著一個你心愛的人，在你面前盡情地哭笑，毫不遮掩地表達情感，是一件多麼幸福的事！」

當爺爺形容奶奶眉飛色舞地說著和情郎之間甜蜜的相處和互動時，流露出來的神情，彷彿他就是奶奶的情人，陶醉入神在奶奶的情感中。也許，爺爺已經在愛裡，達到忘我的境地了吧？

聽完故事的第二天，我更仔細地觀察爺爺和奶奶的相處。我發現奶奶真是十足的甜橙！她一進日照所，就像發著光的小太陽，甜蜜的笑容，照亮整個空間，日照所裡的人都很喜歡奶奶。爺爺給我看過奶奶年輕時的照片，好可愛好甜美。那甜蜜蜜的笑容，像糖蜜滲進人的心裡，讓人也找著了自己內心的甜蜜。活動中，爺爺幾乎目不轉睛地盯著奶奶，隨時關照奶奶的一舉一動與所有需求。那眼神就像寵愛老婆的先生照顧著失去行為能力的愛妻，滿滿的寵溺之情。奶奶也很依賴他，安安分分地依著爺爺，享受著被寵愛的幸福。

一天，正好奶奶的兒女來探望她，我聽見他們親熱地叫著爺爺「爸爸！」。這一幕，讓我想起為了林徽因終身不娶的北大教授金岳霖。這位林徽因和梁思成口中的老金，也很有義氣地沒有奪走梁思成的愛妻，三人成了要好的朋友。金岳霖晚年與梁思成的兒子梁從誡夫婦生活在一起，直到去世。梁從誡和妻子稱老金為「金爸」，梁家後人一直以尊父之禮相待。爺爺和金岳霖，真可以說是中日相互輝映的君子呀！這是我在日本的奇遇。

當年我在日照所只停留了三天，聽完爺爺奶奶的故事後，還沒來得及完全消化，只是覺得爺爺的愛情境界實在非比尋常。之後反覆思維，最令我好奇的是：爺爺為什麼可以達到這種愛的境界？他的人生經歷了什麼？或者他的天性就是如此純淨良善？沒能再進一步探問爺爺的生命故事，似乎有些遺憾。

不過，爺爺選到的苦橙葉精油似乎透露出了一點訊息。苦橙葉的人格類型像是飽經憂患滄桑，淬鍊出敏銳洞察力與深刻悲憫的智慧老人，是孤獨與憂鬱情緒的最佳守護。它可以在身體重病、心靈受到極大創傷，或人生跌到谷底的時候，給人很大的力量和支持。爺爺真的很像是奶奶失去老伴後，陪伴她療癒憂傷的苦橙葉。

奶奶對甜橙的迷戀，意味著她始終活在自己的童話世界裡，從來不曾長大。她一生都很幸福，有父母的疼愛，還有兩個愛她的男人陪伴著、疼惜著。奶奶只要守住自己的甜美純真，就足以讓愛她的人充滿源源不絕、陽光般的熱情動力。這些年來，在安寧病房中，我發現甜橙是許多老人家非常喜愛的氣味。它可以掃除心中和空間的陰霾，讓沉滯的能量得以發散。我不禁揣想著：爺爺一生是否經歷過許多陰霾，而奶奶正是他的甜橙，一直引領他走在愛與光之中？

我離開前特別去和爺爺道別。爺爺對我說：「結婚很好，有人愛妳很好，沒有人愛也沒有關係喲！有愛的目標就好。不管有沒有結婚，對自己愛的對象一定要負責任。」

這是爺爺對愛的體悟，也是他奉行一生為自己所愛負責的實踐。爺爺愛的能力的修練，遠遠超乎我們一般人。都說「愛情裡容不下第三者」，而這個真實故事卻有強大的昇華力量，讓我們從這個執念中暫時解脫出來，雖不能至，心嚮往之。

12

德國洋甘菊

客廳裡的風箏

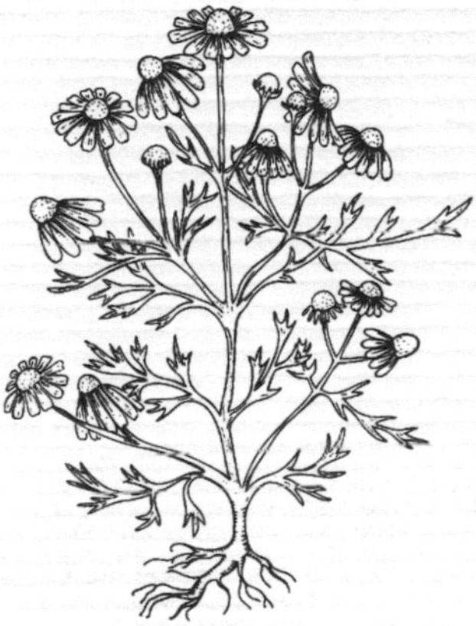

CHAMOMILE GERMAN

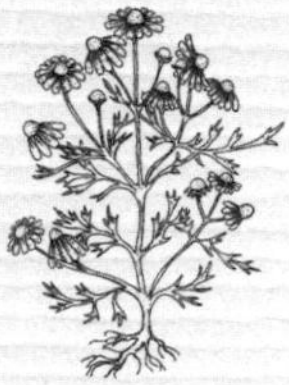

寬容接納

優雅回復

生活的力量

逆境中成長

將變得

更勇敢

汪董夫婦是我多年的客戶，從我還在ＳＰＡ公司一直跟到現在，將近二十個年頭。當時他們是公司的頂級ＶＩＰ，太太由我服務，而且幾乎每回都指定雙人夫妻房。我幫太太做，先生則由同事在同時間一起進行。偶爾先生特別累的時候，太太會貼心地要我為先生服務。

我的夫妻檔客戶，通常是太太先給我做，熟悉了，才把先生帶過來。有趣的是，先生和我相熟之後，大多和我更聊得來，太太們還不時會跟我打探先生的身心狀況呢！

有一回，汪太太跟我說：「Chilbil，我先生對妳印象很好喔！他說，妳是一個正直嚴謹的人。」

「哦！我臉上有寫嗎？」我開玩笑地回應。這評語聽起來還真陌生！

「他說妳在幫別人按摩的時候會謹守身體觸碰的分際，面對異性更是沒有任何輕率疏忽，是個值得信任尊重的身體工作者。」

「哇，汪董體察得這麼細膩呀？」我有些驚訝。

「是呀！我先生是個很細膩的人，他不太應酬，也不隨便給人家做身體，平時就律己甚嚴。」

「嗯，我可以感覺到汪董是個很有紳士風度的人。我在教學時都會叮嚀員工，在面對異性、碰觸接近私密部位的肌膚時，一定要先蓋上毛巾，不能直接用手接觸。這種技術上很細微的部分，一般個案不太容易覺察。另外男性的紙褲比較寬大，在翻身過程中很容易不小心穿幫，我一定會先用毛巾遮蔽好，再請他們翻身。這是我對所有案主身體的尊重，無論男女，一視同仁。」

「可是其他的員工就沒妳這麼細膩周到，沒為男性客戶注意到這些小細節。」

「謝謝您告訴我，下回教育訓練，我一定加強叮嚀。」

「我先生是個警戒性很高的人，卻很信任妳。而且只有妳能讓他睡著，其他員工都無法讓他放鬆入睡。」

這次對話，讓我對汪董觀察細微、感受敏銳的性格留下了印象。

不久後，汪董因為工作壓力大，長期失眠又不時頭疼。汪太太疼惜先生，幾乎每回來都由我為汪董服務。

在我決定離開公司自行創業時，我提醒他們盡早把登錄在我名下的課程做完。沒想到汪董爽利地說：「妳到哪裡，我們就跟到哪裡！」就這樣，我們的緣分一直延續到現在。

這對夫妻跟我到工作室約莫五六年之後，發生了一件令我印象深刻的事。

通常他們每個月會來一兩次，先生預約，兩個人一起來，晚做的在另一張床上休息或在房間看書等待。一天，汪董來電預約卻突然說：「今天我太太會先過去，等她做好我再去。」我感覺有些奇怪，但也沒有多想。

那天汪太太來，我感覺到她的心情似乎不是很好，關心地問了一聲。

她淡淡地說：「沒什麼，只是最近家裡有些狀況。」

她不想多說，我就只探問她的身體：「有沒有什麼地方不舒服？」

「最近不太提得起勁，整個人懶懶累累的，也睡不好。覺得壓力大，又說不出所以然，而且開始會偏頭痛。」

我知道他們的孩子已經念高中，也許是空巢期吧，便問她：「是孩子長大了的失落感嗎？」

「我也不知道，就覺得心裡空空的。」

「妳要不要去上些課程？現在孩子大了，時間多了，妳可以好好為自己活囉！」

「Chilbil，」她突然發出虛弱迷惘的聲音說：「告訴妳哦，我忽然不知道自己可以做什麼？」

「汪太太，妳忘啦，妳是大學畢業生呢！雖然早已淡出公司，但草創時期是妳和先生胼手胝足把公司創建起來，妳可不是沒能力的人喔！」

「也許吧，但是我離開職場太久了。」

那天做完身體，汪太太沉沉睡去，幾乎睡了一個下午。看她好不容易睡熟，我立即打電話把下面客人的時間全部延後。

汪太太醒來後嚇了一跳，「我有沒有耽誤妳後面的客人？」

「有啊，」我不想騙她：「不過這些客人都跟我很久，可以體諒，我已經打電話通知他們了。看妳好累，我不忍心叫醒妳。」

「謝謝，我很久沒睡好覺了。」

「妳是不是在擔心什麼？還是在害怕什麼？孩子都大了，妳真的可以想想自己能做什麼，或者有什麼是妳想做卻一直沒去做的事？」

她蹙起眉頭，陷入沉思……

一會兒汪太太想起來：「接下來不是我先生嗎？」

「我打電話告訴他妳睡著了，問他要不要先過來休息？他說妳最近都沒睡好，讓妳好好睡。他晚點來，免得吵到妳。」

汪太太的眼神「戈登」了一下，我看在眼裡感覺有些詭異，但基於對客戶隱私的尊重，沒多問。她整頓好衣服準備離開前，不放心地回頭叮嚀我：「最近我先生的情況也不太好，請妳幫幫他。」

我心裡更加納悶，這兩人是怎麼了？好像有一種滯悶的感覺橫堵在他們之間。

那天汪董出現時，整個人看起來好憔悴。我故意開他玩笑：「汪董，你怎麼了？是不是日理萬機、一日萬金？怎麼頭髮突然白了這麼多？」

他忍不住笑了出來，「沒有啦！家裡有點事。」

「汪太太也這麼說呢，你們怎麼了嗎？」

「沒什麼，就是家裡有些事。」

那天汪董身上很多紅疹，感覺是皮膚過敏。我建議不要用蒸氣房，但他說那是他的最愛。於是，我給他換了藥方，叮囑他不要蒸太久，蒸好後先用涼水沖一下再出來。很反常的，那天療程汪董一句話都沒說。感覺他很累，只想縮回自己的世界好好休息。療程結束後，他竟然和汪太太一樣睡了兩個多小時。

醒來後，我玩笑地問：「你們怎麼了，最近都沒睡覺呀？晚上幹嘛呢？不要那麼辛苦啊，晚上還做那麼多事？」

「不是妳想的那種事啦！」他瞪了我一眼，「妳近日有空再跟我太太約嗎？」

「你們要一起來嗎？」

「我回去看看，再跟妳說。」

我心下覺得有些不對勁，但也沒多想。從我認識他們以來，他們就是感情特好的夫妻，既是大學同學，又一起打拚事業，幾乎無話不談。也許兩個人吵架了吧？還是給他們一點時間修復。

下一回原本是汪太太先做，但她突然來電焦急地說：「Chilbil，今天我先生狀況很嚴重，妳先幫他處理吧。」

汪董一進門，一身的蕁麻疹蔓延到臉上，把我嚇一大跳。汪董無奈地說：「已經看了很多醫生，吃了藥、打了針，都壓不下來，晚上癢到睡不著。」

「睡不著一定會使病情更加嚴重。最近是不是遇到什麼棘手的事？公司？家庭？還是小孩？」

他沒有答腔。於是我決定先處理他皮膚的狀況。

這是一種突發的片狀蕁麻疹，奇癢無比，很多地方已經抓出紅紅的傷口。我告訴汪董：「今天不適合做蒸氣，也不能按摩，因為全身都腫脹發炎，溫度很高，要先處理傷口。我們先用薰衣草純露來消解紅腫，用香蜂草純露來幫助傷口癒合，再用德國洋甘菊純露來抗過敏、緩解情緒。」

之後，我只幫他做了頭部和肩頸按摩，因為他的頭部很脹，需要釋放壓力。療程結束後，我交代他飲食和生活上的注意事項，並且告訴他過兩天得再回來讓我看看皮膚的狀況。

汪董臨走前突然轉頭說：「最近我太太身體也不是很好，而且一直消瘦，讓我很擔心！」

汪董是個特別的男人，他會記得全家人的生日、結婚紀念日、以及具有特殊意義的日子，因為他很在意這些日子的紀念儀式。相反的，汪太太卻是個大剌剌的女人，甚至挺接近迷糊蛋加少根筋的傻大姊，兩人堪稱是完美的互補組合。雖然是大學同學，但汪董照顧太太卻像照顧小朋友。他們生了一男一女，汪董常說他有兩個女兒。我曾問他：「你最疼哪一個？」他說：「當然是最大的女兒啊！有大女兒才會有小女兒，所以，不是更應該疼那個大女兒嗎？」

我很驚訝，「像你這麼想的人很少呢！」

「感情本來就有先來後到呀！」

有一年結婚紀念日，汪董特別和我串通好請太太先到公司做身體。我安排他假扮成服務人員，在送上點心的時段，送上一大束鮮花和一條太太屬意的卡地亞項鍊。那份驚喜不但汪太太收到，我們這些旁觀者也完全被感染到了呢！

平時做身體，如果沒有同時來，汪董一定會來電關切太太到了沒？大約幾點到？連太太的生理期都記得一清二楚。他們的第一個孩子，就是他警覺生理期遲到太久，提醒汪太太去檢查才發現的！早年的汪董就是這麼浪漫體貼，把老婆當成小公主呵護。這些年，汪董事業愈來愈忙碌，當年的浪漫情懷雖然稍稍減低，但是生活中的大小瑣事，仍然由他一手安排。

所以當汪董鉅細靡遺地告訴我太太的身體狀況，並表達高度憂慮時，我一點也不意外他的細心體貼，只是直白地問：「你們是不是吵架了？」

「沒吵架，我們只是沒說話。」

「什麼？你們沒說話？那就是冷戰囉！為什麼？怎麼可能？」我好驚訝。

「我們已經很久沒好好說話了，等會兒她來，妳再問她吧。」

過一會兒汪太太來了，整個人瘦了一圈，看起來好憔悴。我詫異地問：「汪太太，妳怎麼了？」

她笑而不答。

我凝視了她一瞬，直覺她的脖子、喉輪似乎有問題，於是決定那天的療程從傾聽頻率開始。

我提醒汪太太去檢查一下甲狀腺。

她困惑地問：「為什麼？我們家族沒有甲狀腺的問題呀？」

「甲狀腺的問題的確大部分來自遺傳，但現在有愈來愈多的成因是來自於內在情緒的波動。」

「什麼樣的情緒？」

「妳現在想跟我談嗎？」我溫婉地探問。

汪太太開始流淚、無聲地、一行行淚水不斷滑落下來。她虛弱無力地說：「Chibil，妳可以坐下來，陪我好好聊聊嗎？」

「可以呀！」我坐到她的身邊，靜靜等她打開話題。可是她就只是這麼繼續流著淚，小聲地低泣著。過了好一會兒，我輕聲地問：「汪太太，從來沒見妳這麼難過，怎麼了？」

「我也不知道該怎麼形容？」

「是不是和汪董吵架了？」

「我們沒吵架。」這回答和汪董一模一樣。

「我感覺問題好像出在我自己，可是千頭萬緒不知道該怎麼形容，有一種莫名的心慌。」

是更年期嗎？不會吧，她的年齡和我相仿，當時也不過四十出頭。還是因為情緒與壓力導致的假性更年？

時間晚了，我只傾聽了她喉輪的頻率，稍稍按摩一下緊繃的肩頸。她眼尖地瞧見我的手機上出現汪董來電的訊號，著急而小聲地說：「別跟他說我哭了，別告訴他我跟妳說了什麼。」

「為什麼不讓他知道？」

「我不想讓他知道。」

「你們是發生了什麼事？怎麼不好好聊一聊？」

「聊過，但聊不出個所以然呀！我也不知怎麼回事，只覺得自己的生存變得一片空白。」

「是不是小孩都上了高中，空巢期的關係？」

「這個我有意識到，所以上回妳提醒之後，我有想去上一些課程。可是當我想要向外連結時，卻發現對現在的社會好陌生。有一天我走在大街上，一陣恐慌突然襲上心頭！我發現如果沒有先生和孩子，我似乎沒有生存能力！我不知道自己能做什麼？我開始去上一些身心靈的課程，但我先生似乎不喜歡我這樣。妳知道為什麼嗎？」

當時，我的腦中對他倆的狀況仍然是一團迷霧，沒能多說什麼。臨走前，汪太太又叮囑我：「千萬別跟先生說我今天告訴妳這麼多。」

過了幾天，汪董突然來電，急促地說：「妳現在有空嗎？」

「今天可能要晚一點。」

「不管多晚，都請妳打電話給我，我要過去妳那。我現在很不舒服。」他的話語裡充滿憤怒的情緒。

那晚他來的時候已經是晚上十點多，手上滿滿的汗皰疹，又紅又腫。我驚訝地問：「怎麼了？怎麼這麼嚴重？」

「我真的很不舒服。最近工作比較累，家裡也有一些狀況。」

「你想聊一下嗎？我覺得你家裡的事可能已經超越公司帶來的壓力。你的身體已經一再示警囉！」

他長嘆一聲，沉重地說：「最近我和太太的關係很緊張，我覺得自己好像快要無法掌握她了。」

「掌握？」好刺耳的話語，「太太是你的寵物嗎？為什麼要掌握她？」

「我不知道她最近怎麼了，很擔心她會發生什麼事。」

「她都這麼大了，而且有你的悉心保護，會發生什麼事？」

「她最近有很多想法都是以前沒有的。」

「很好呀！人不是應該有所成長嗎？」

「那不一樣。」

「因為不是經過你同意的，所以不一樣。是嗎？」

汪董嚴肅地看著我。

我又補上一句：「因為不是你安排的。是這樣嗎？」

「我安排的會對她比較好呀！」

「為什麼？你這樣講很傷人耶！像我這種人，從來就沒人幫我安排什麼，那豈不是糟糕透頂？」

「她是我太太呀！」

「那我們這些沒有老公的女人怎麼辦？」

他看著我，有點著惱地說：「我現在沒有心情和妳開玩笑。」

「我也沒和你開玩笑，汪太太有自己的想法，有什麼關係？你究竟在緊張什麼？」

汪董深深吸一口氣，眼神彷彿穿越時空來到久遠的從前。「妳知道的，我和太太是大學同學，我們十八歲就相識相戀。當年岳父告訴我『這是我唯一的女兒，我最最珍愛的寶貝，我把她交給你，你要像我一樣疼她。』我答應岳父，我要謹守住這個承諾。」

「但汪太太不是你女兒呀！是太太。汪太太跟我抱怨過，你的女兒正值花樣年華，可以決定回不回家，可以夜不歸營。但她卻不能自由行動，所有行蹤都必須向你報備。」

「對，她不可以。女兒有女兒的交友圈子，有她的社交生活，但是老婆不可以，一定需要我陪伴。」

我迷惘地看著汪董。就在那渾沌的時刻，突然一道靈光閃現，迷霧消褪，我好像可以理解他們發生什麼事了。

汪董把對岳父的承諾一直放在心上，很怕自己沒有保護好太太。而汪太太恰好是個傻大姊，迷糊又大剌剌的，和細膩體貼、喜歡一手掌握全局的汪董是最佳互補。這樣的相處模式維持了十多年，近日汪太太一反常態的變化，衝撞著汪董習慣的生活模式，帶給他極大的不安全感。

Chilbil的悄悄話

稍早，為了解讀他們之間令人困惑的現象，我曾努力翻閱身邊的身心靈書籍。經過一陣子的爬梳後，我發現很可能是男人和女人生命成長的狀況不同。一個女人大約每八到十年會經歷一次心靈的蛻變，可是男人一旦習慣於某種生命型態或心理模式之後，想要改變卻非常困難。觀察一下身邊的男男女女，我們會發現，一個女人一旦想離婚，通常下定決心便不再回頭。可是很多男人即使有外遇，仍然不肯離婚，因為對他們而言，維持現狀才是比較安全的選擇。夫妻間的互動，會在生活裡逐漸形成一種習慣模式，當其中一人成長的速度突然改變，原來的和諧狀態便會被打破，勢必得再經過一番調整。

汪董又告訴我：「這段時間我們經常吵架，為了不讓小孩發現，都躲在房間裡壓低聲量很悶很壓抑地吵著。我們從來沒有在孩子面前大聲說話、或講過任何重話，更別說吵架了。」

「所以小孩都沒發現異狀？」我驚訝地問。

「當然，我給他們安排了夏令營和許多才藝課程，儘量把他們支開。」

哇！真是超完美主義的控制狂，我心下不禁發出一聲驚嘆。

「有沒有想過去做婚姻諮商？」

「做過了，沒有用。諮商師說我們的婚姻沒有第三者，沒有什麼特殊狀況，只是各自用著自認為是為對方好的方式在對待彼此，才陷入目前的僵局。」

當時，我對這個難題還束手無策，只覺得汪董嚴重的皮膚狀況需要馬上調油。於是我想到——來抓週吧！

我隨意拿出一個精油盒，跟汪董說：「抽一支油吧！」

汪董覺得很新奇，玩笑地說：「妳什麼時候開始算命了？」

「我實在搞不懂你們怎麼了，只好請出精油囉，來抽一支油吧！」

「我需要想什麼嗎？」

「想你現在想的就好。」

結果汪董抽出的是——德國洋甘菊。

我說：「這支精油對嚴重發炎的皮膚有極好的安撫作用。皮膚是無聲的言語，默默宣洩無法表達的情緒。嚴重的發炎現象，顯示你的內心有著一股無法掌控外界、強烈不安的焦慮，甚至是憤怒。你非常愛太太，但只希望她活在你精心的掌控中，一旦她想脫離，你就覺得原來的世界要瓦解了，你要失去她了。但你忽略了一個事實，她是你太太，不是女兒。何況無論是太太或女兒，都是獨立的個體，都有自主生命的權利。」

「然後呢？」汪董不以為然地看著我。

「現在先處理你發炎的皮膚吧！這幾天請太太用德國洋甘菊幫你塗抹全身。」

「太太在生我的氣，不會幫我的。」

「不會啦，太太很關心你，你打電話給我不久，她也打來了。但她不敢讓你知道，她用她的方式在關心你。她害怕對待你的方式會讓你生氣。」

「我也擔心我關心她的方式讓她生氣呀！」

「你們怎會變成這樣？要是我，才不要這麼悶呢！把不滿吼出來，大吵一架、講清楚說明白，不就好了？」

汪董沉默著，顯然這樣的方式和他們的性情不合，他苦笑著和我道別。

過幾天，汪董來電為太太預約。我心裡盤算著，這回，讓汪太太也抽個油看看吧！

那天汪太太一進來就急切地問：「我先生還好嗎？」

「很不好，嚴重發炎中。你們最近吵得很凶，是嗎？」

原來汪太太想參加的成長團體課程，都被汪董否決。汪董擔心有些課程會流於怪力亂神，要謹慎選擇才不會受騙上當。但汪太太覺得先生不信任她，好像她是個比女兒還蠢的呆子或笨蛋，有一種強烈受挫的感覺。

那天，汪太太終於大聲宣洩出好長一段時間以來，對先生的不滿。「為什麼我女兒可以做的，我都不能做？為什麼？為什麼？他讓我覺得自己好蠢、蠢到沒有生活能力！」

於是我把汪董說的，當年承諾岳父要把汪太太當女兒一樣疼愛的誓言轉知她。

汪太太聽了之後，白眼一翻。「所以，他把我當成女兒，不是老婆，是嗎？」

「好像也不盡然，我覺得不是這樣耶！他沒把妳當成女兒，他把妳和女兒分得很清楚。」

我又接著說：「記得有一回情人節前夕，汪董來做身體，我玩笑地問，汪董呀，你有兩個情人呢！他說，看起來我有兩個情人，但只有一個情人是屬於我的，那就是我太太。因為有我太太，才會有另一個小情人，而那個小情人終有一天會離開我；太太才是會陪我一輩子的人，是屬於我的。」

「他什麼時候告訴妳的？」汪太太問。

「就幾年前呀！羨煞我們所有人呢！而且他說的時候可是非常認真的喲。」

汪太太的情緒有點緩和下來，低頭不語。

「你們之間是不是溝通出了問題？你們結婚這麼多年，隨著生活圈、交友圈的改變，兩個人的成長方向與步調可能已經不一樣了。感覺起來妳正在經歷轉變，而汪董似乎不太能理解。嗯，妳也來抽一支精油吧！」

「妳現在改算命了呀？」嘿，跟汪董說的一模一樣呢。

「因為我實在不知該如何是好，就請妳抽支油，我試著解讀一下妳內在的狀態吧！」

「那我現在要幹嘛？」

「就想著妳現在想的。」

我一樣隨手抓了一個精油盒給她。

當汪太太拿起那支精油時，我幾乎叫了起來：「不會吧？又是德國洋甘菊！」

我想起之前對她甲狀腺的疑慮，問她有沒有去檢查？

「有，我的甲狀腺真的有問題！醫生說需要先用藥物調理。」

Chilbil的悄悄話

這對夫妻，一個皮膚嚴重發炎，一個甲狀腺功能失調，兩個人都抽到「德國洋甘菊」，原來他們想的是同一件事——他們都深愛對方，用自認為最好的方式對待對方，但那並不是對方能夠理解接納的方式。由於沒能好好溝通交流，於是一個恐懼憤怒，一個壓抑委屈。

那天，我給她德國洋甘菊純露，交代她回去可以和先生一起喝。因為她很焦慮，我又給她調了德國洋甘菊的按摩油，讓她回去可以好好按摩。

我特別對她說：「妳可以試著回想一下，當年在學校裡你們是怎麼認識的？妳對先生和他對妳各自是什麼感覺？你們是如何開始交往的？也許，從一開始，汪董就決定要好好珍惜妳、疼妳、保護妳。那不見得是把妳當女兒，只是一個男人對於摯愛的保護。岳父的交代，更加深了他的責任感並在心中銘印了這個允諾。從那時到現在，他一以貫之未曾改變。改變的是妳。」

我看著她的眼睛，「妳可以讓先生了解妳的改變也是為了他，不是只為了自己，妳對這改變也感到很害怕。」

Chilbil的悄悄話

好長一段時間汪太太覺得自己和先生對不上話，專心照顧孩子和家庭讓她和先生的工作與交友圈逐漸失去交集。很多先生談話的內容她無法理解，也插不上話。她感覺和先生的距離愈來愈遠，這讓她十分不安。但她從來沒讓先生知道她內心存在這種不安的感覺。而從汪董的角度，他也無法理解汪太太不安的是什麼，他覺得自己又沒做錯，為什麼她無法和他對話就要不安？男人很難理解為什麼女人和自己不能有共同的話題就會沒有安全感。但女人期待的是，你可以和我聊一些公事、一些工作狀況，讓我有參與你的工作、和你同在、甚至幫得上忙的感覺。但對男人而言，公事煩躁又無趣，何必把烏煙瘴氣的公事帶回家？一個人忙、一個人煩就夠了，幹嘛要拖太太下水？但他不知道，這樣反而會讓太太覺得自己好無能。

我加重語氣：「這件事我會和汪董談談，但是，妳也要勇敢地告訴他妳內心的恐懼和不安。」

「可是我怕他會生氣，我不喜歡惹他生氣。」

「為什麼？偶爾生氣很正常呀！都不吵架的夫妻才奇怪呢！你們兩個太誇張了！汪董有告訴我你們的狀況，嘿！竟然可以關在房間裡悶聲悶氣地吵，這也太壓抑了吧？難怪你們一個會甲狀腺失調，一個會皮膚嚴重發炎！」

「我先生皮膚炎還好嗎？」

「很不好。這麼嚴重的皮膚炎，顯化的是他覺得自己再也無法掌控全局的驚慌失措，某種對他而言很重要的東西似乎就要失去了。所以，大體而言，我認為你們是沒事的，只是妳需要勇敢一些，先生則要收斂一點他那追求完美的掌控慾。嘿！妳也太遭人妒了吧？這麼好的先生八輩子都找不到呢。」

「我知道呀！只是那壓力實在太大了。」

「這段時間妳是不是都用很冷淡的態度對待先生？」

「嗯，我不知該跟他說什麼，只好選擇不理他。」

我若有所悟地說：「妳用的是冷暴力，知道嗎？冷暴力對於像妳先生這麼炙熱的人怎麼可能受得了？那簡直就像是把冰水潑到他身上。」

「我知道他很愛我，但是他的愛讓我喘不過氣。我實在是受不了！」

「那妳也要告訴他。」

「可是，這樣會傷害他。」

「傷害就傷害囉！再這樣下去，只會磨損你們之間原來濃厚的愛；甚至愛會轉成恨，那是最可怕的發展。你們真的要開誠佈公說出心裡最真實的想法和感覺。先生的部分，我會再跟他談談。」

「我覺得妳跟他說會比我說來得管用。」

「也許吧！你們之間一個下達指令，一個接收指令。這模式持續太久了，現在接收指令的人忽然想反抗，長期下指令的人一時間是難以接受的。但沒關係，妳只要肯試，狀況就有機會改變。回去，你們先用德國洋甘菊幫對方按摩一下，純露也要記得喝喲！」

約莫又過了兩週，汪董打電話給我：「今天我和太太一起過去。」

我愣了一下，隨即反應過來。「好呀！我真期待你們一起來。那誰要先做呢？」

「我們想找妳聊一聊，不做療程。」

我心想，終於等到你們了！

那天他們來的時候，環繞在彼此間緊繃、僵硬的氛圍似乎有些鬆緩下來。

「你們有喝德國洋甘菊純露嗎？」

「有啊！」兩個人都點點頭。而且睡眠狀況也都有改善。汪董的皮膚看起來好多了，紅腫都已消退。

「你們可以先去蒸一下藥草浴。」
我為他們調配了洋甘菊和廣藿香，同時加上一句叮嚀：「慢慢來，放輕鬆，反正不做療程，不趕時間。不過汪董不要蒸太久，皮膚還沒完全好；汪太太可以蒸久一點，好好享受。我還準備了開水和純露，可以補充水分、濕敷眼睛。」
結果他們蒸了好久。我想，他們應該很久沒這麼親密共處了吧，醞釀一下對話的氛圍也好。過了四十分鐘後，我忍不住去敲敲門探問一下。
「你們ＯＫ嗎？」
「可以哦！很好呢！」
後來，汪董先出來。
「今天這味道真好、真舒服！我太太很享受，她還不想出來。」
過了好一會兒，汪太太出來了，紅紅的臉頰，泛著好久不見的微微甜笑。
我為他們特別準備了一壺橙花香蜂草薄荷茶，香草精靈隨著溫熱的氣流在空中起舞，我們頓時宛若在香草花園中喝起下午茶。
我先詢問他們上回調製精油的使用狀況。
汪董說：「擦了油之後，皮膚不再那麼癢，感覺舒服多了，而且第二天有疹子的地方就會結痂。更重要的是，頭沒那麼痛了。」

「那你會有一種更想表達自己想法、想要多說話的渴望和動力嗎？」

汪董有些迷惘，不太明白我的詢問：「我每天在公司都要說很多話呀！處理公事讓我一定要說很多話，我沒有意識到和之前有什麼差別？之前我的皮膚癢得太厲害，頭又很痛，我的注意力都在皮膚和頭痛上，用油之後，不再頭痛是我最有感的改變。」

「汪太太呢？妳覺得自己有什麼改變嗎？」

「我覺得喝了之後變勇敢了！比較能說出心裡的話。」汪太太噗哧笑了出來，露出小女孩的調皮神色。

汪董瞪了她一眼，回說：「對呀！膽子愈來愈大。」然後看著我說：「這是妳教她的，對不對？」

「知道嗎？其實你們兩人的配方一模一樣，而且你們都是自己選的，抓週的油是同一支——德國洋甘菊！從療癒者的角度來觀察，你們都用自認為最好的方式給予對方愛，然後互相折磨。」

汪太太沉重地轉向先生說：「我其實沒有想做什麼，只是希望能匹配得上你。」

汪董對太太這突如其來的表達有點錯愕，隨即回答：「妳怎麼會用『匹配』這個詞來描述和我的關係？我娶妳從來沒想過我們匹不匹配，我也沒要妳為我犧牲什麼，只是想要好好地疼惜妳。」

接下來，他們終於說出那些曾經分別對我說過的話，開始溝通起來。

當他們的對話又出現僵局的時候，汪太太忍不住說道：「我只是希望可以藉由更多的學習，讓自己更有能力為你分憂解勞。每天看著你為事業勞碌奔忙，我很心疼。我覺得自己像個廢物，我並不想要每天過著安逸富貴的日子，享受你打拚的成果，我要和你一起奮鬥。」

汪董說：「我並不覺得累呀！我就是希望看到妳待在家裡，過著舒服開心的日子，我就覺得很滿足。」

這時候汪太太突然激動得近乎咆哮起來：「可是我看到你這樣，我不開心呀！」

汪董壓低了聲音，壓抑著怒氣說：「雖然公事繁忙，但我回到家只要看到妳，就很開心。」

看到他們又要掉進那不斷循環的溝通迴圈，我忍不住喊停。「別吵別吵，這沒什麼好吵的。」

「汪董，請你先聽懂太太說的話，你的開心是建立在她的痛苦上。」

汪董幾乎快吼叫了：「我哪裡讓她痛苦了？」

「她剛剛不是告訴你，你這樣保護她，她很痛苦？因為這會讓她覺得自己像個廢物！」

「我沒有覺得她是廢物。」

「可是你的態度讓她覺得自己是廢物。」

「汪董，請你回想一下，當年在大學的時候，汪太太是個怎麼樣的人？為什麼你會愛上她？你曾經告訴我，你們不但是夫妻，還是創業夥伴。大學時代的太太亮麗出色、才華洋溢，是遊走在各大社團之間的風雲人物。為什麼現在她會覺得自己像廢物一樣？有一部分的原因是不是你造成的？你喜歡的應該是那個大學時代的汪太太吧?!」

汪先生沉默了一會兒。「我從來不覺得現在的她和過去有什麼不同，不都是同一個人嗎？而且，我從來不曾嫌棄過她。」

「不是說你嫌棄現在的太太，而是你讓她待在家裡盡廢武功，覺得自己像個沒用的廢物。對於自己扮演你太太的角色，她是有所期待的，至少她希望自己上得了廳堂、下得了廚房。」

「她一直都上得了廳堂，下得了廚房呀！」

「可是她不這麼覺得呀！她會覺得站在你身邊好慚愧，她聽不懂你和廠商或朋友談話的內容，她覺得和你的世界距離好遠，她好害怕，好沒有安全感，甚至嚴重地自慚形穢。她希望自己可以再度學習成長，成為一個配得上你的好伴侶。請試著將心比心，體會一下她的心情。她的焦慮和痛苦，其實和你覺得為什麼她不再接受你的建議、不受你控制的焦慮和恐慌是一樣的。說穿了，你內心深處，有一種擔憂，你害怕太太從你的手掌心飛走，不再受你掌控。」

我轉頭對汪太太說：「他就是怕妳出去認識太多人，被別人追走啦！」

我再對汪董說：「記得你曾經告訴我，大學時代汪太太有好多追求者，你可是費盡千辛萬苦才抱得美人歸的。再加上對岳父的承諾，於是就把太太嬌養成籠中的金絲雀，導致她今天覺得自己如此無能、如此自慚形穢，這應該不是你樂見的結果吧？可是，當太太開始有走出家庭學習成長的想法時，你潛意識裡的不安和恐懼就又浮現出來了。」

我又對汪太太說：「當汪董皮膚出現那麼嚴重的發炎症狀，而且抽到德國洋甘菊時，我就覺察到汪董內在的自卑。當年妳那麼優秀出色，所以汪董力求上進，希望能闖盪出一片事業好匹配得上妳！你們兩個想的是同樣一件事，都希望成為對方最好的伴侶。可是，您們都用了對方無法理解接納的方式。你們現在要不要互相表達愛意，告訴對方一定不會變心。」

我還俏皮地加上一句：「我相信很難出現可以破壞你們感情的第三者啦！但是，你們一定要改變原本的慣性。」

怕他們沒聽懂，我又盯著汪董再說一遍；「汪董，你們相識將近二十年了吧，我相信你的愛從未改變，你的熱情不曾稍減。但是太太每天被這濃烈的愛包圍著，出不去，又沒有機會回饋你，她快窒息了。你這叫愛的勒索，你們一個用冷暴力、一個用愛來勒索對方，其實如出一轍，都在折磨彼此。手緊握了可以感受真實的擁有，但放開手卻能擁抱更多。汪太太就像風箏，她的線頭緊緊纏繞在你的心上，你根本不用擔心她放出去就回不來。你應該放手讓汪太太去做她想做的事。」

然後我轉向汪太太：「妳也可以嚴肅、慎重、勇敢地告訴汪董——妳想做自己、找回自己最初的模樣。相信你們都記得最初彼此互相欣賞的特質，經過這麼多年，特質也許仍在，也許早已改變。相不相信，你們很可能已經是『熟悉的陌生人』了！現在，正是可以再一次重新認識彼此的大好機會。好好回顧這一路相互扶持的成長，造就了什麼、改變了什麼、如昔不變的又是什麼？如何才能解決眼前的危機，繼續快樂幸福地攜手同行。」

該說的都說了。我覺得重要的是他們需要好好溝通對話，於是決定離開，把空間留給他們。關上房門前，我俏皮地說：「好好說說話，抱一抱也很好哦！」

我到客廳去給他們調油，在德國洋甘菊之外，多加了橙花。約莫經過一個多小時，他們打開門，手拉著手走出來，臉上帶著幸福的微笑。這場持續了幾個月的風暴，竟然就這麼雨過天青，他們的雙眼閃耀著燦亮的陽光。

那天，兩個人都沒有做療程，從下午兩點鐘進門，約莫晚上八點離開。我還是交代他們，要為彼此塗油、要喝德國洋甘菊純露。

那回之後，他們恢復了同時來工作室的老習慣，彷彿什麼事都不曾發生。

一眨眼，又過了十年，兩人仍然一起來做身體，連兒子、女兒也成了我的常客。這十年來，我持續觀察他們。汪董雖然還殘餘著太太只要跳脫他的安排就可能消失的恐懼，但已經非常自覺地學習適時放手。兒子女兒說，爸媽兩個人真是超級黏巴達，除了爸上班的時間外，幾乎形影不離。爸爸還怪兩個小孩一天到晚黏著媽咪，他都沒時間親近老婆。汪董真的是很罕見的顧家、愛家、全心全意疼愛老婆的男人。

和他們愈來愈熟悉，有機會聽汪董說他的成長歷程和價值觀，也就愈能理解當年這對夫妻為何會出現那段滯悶的衝突。汪董告訴我，他的原生家庭和睦融洽，父母感情很好。所以，他始終認為家庭是一個人生命的核心，而妻子正是這核心中的靈魂。事業的成就是為了讓家庭更幸福，如果家庭破碎，事

Chilbil的悄悄話

業就失去意義了。這就是為什麼當他覺得無法掌控妻子時，會產生那麼強烈的恐慌和無法言說的憤怒。對他而言，那幾乎是撼動他生命核心的可怕改變，他感覺幾乎要失去妻子、家庭破散了！

所幸，真愛會引領人改變。汪董夫婦同時抓到德國洋甘菊，意味著他們對彼此愛的真誠。於是靈性引領他們藉由德國洋甘菊的陪伴，觀照內心深處那頭潛伏在愛之泉底下，「以愛為名」的恐懼怪獸。疼惜牠、擁抱牠，讓牠在無條件的愛裡感受到安舒自在。

德國洋甘菊無條件的愛和宛若明鏡的智慧，讓人可以清朗地照見自己、寬容並接納所有的不完美。它讓我們自在地傾聽並理解所愛之人的需求與期待，撥開被「恐懼怪獸」障蔽、自以為所有作為都是愛對方、為對方著想的執迷。愛與恐懼有時會糾結成一團，難分彼此。德國洋甘菊幫助我們衝出迷霧，看清愛的本質，展開悲智雙翼，翱翔愛的天宇。

汪董的兒女曾經告訴我：「爸爸非常感謝您，常常說如果沒有您，他們可能就要離婚，我們兄妹也會被拆散了呢！」

「有這麼嚴重嗎？哪有這麼嚴重！」我開心地笑著，慶幸著這可怕的事沒有發生。也許，就是這份在乎和危機意識，讓汪董夫婦認真持續做著愛的功課。我很感恩有緣分一路陪伴並見證他們的成長與超越。汪董夫婦也為兒女做了最好的示範——愛是一家人追求與體現的最高價值！以愛為核心價值，所有向外的追求才有意義。

13

檸檬香茅

萬事不求人奶奶

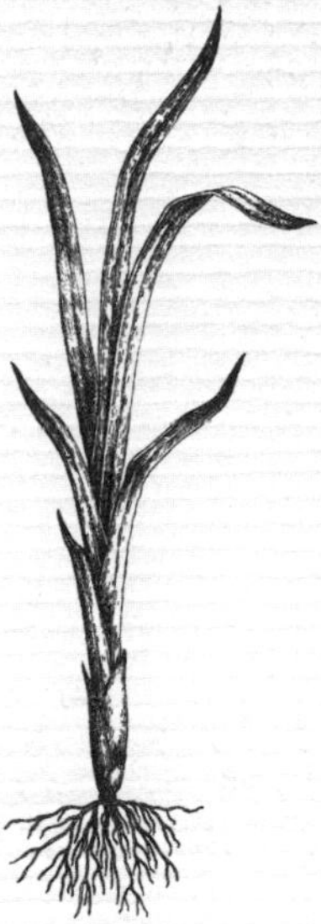

L E M O N G R A S S

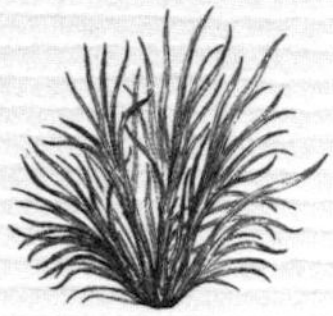

猶如
輕盈舞蹈的
美人魚
卻又強悍而內斂
跨越自我束縛的
疆界

姜奶奶一百零五歲了！從她七十歲我們認識到今天，已經超過三十多年。這段忘年之交，是老奶奶的兒子牽的線。

姜先生是我還在業界時的常客，是一家傳產公司的企業主，有嚴重肩頸僵硬痠痛的困擾。有一回，他突然邀我到他家裡為媽媽服務。他說媽媽很健康但很難搞，不太容易信任人。家裡雖然有佣人，但不太能和媽媽說得上話。姜先生覺得我能和他聊得來，跟媽媽一定也很有話聊。他希望我可以幫媽媽按摩、說說話、也幫他了解媽媽的身心狀況。當時我才將近二十歲，從來沒做過「居家服務」，對於這個請託有種新鮮感，就爽快答應了。

第一次走進安和路上的奶奶家，只見擺設有著富貴氣象但不流於奢靡。奶奶可愛慈祥，和我想像中苛薄難相處的形象完全不同。「我兒子說妳要來幫我按摩呀？妳看看我哪裡需要按摩？我好得很，我兒子還幫我設置了一個按摩室呢。」

按摩室裡的設備物件一應俱全，挺專業的。奶奶說：「我兒子找過很多按摩師來，有指壓的，有調理經絡的，妳是哪一種？是芳香療法嗎？」奶奶可真時尚，當時我還沒學芳療呢！我回答說：「看奶奶想按摩身體哪個部位，我都可以哦！」按摩時，仔細端詳了一下奶奶，她的皮膚白皙柔細，身材也勻稱適中。我忍不住讚美奶奶怎麼這麼懂得保養。奶奶自豪地說：「我很年輕就開始給人做身體呀，都是錢堆出來的啦！妳做這一行，自己也要好好養護喔。」

我們就這麼邊做身體邊聊天，談得很投機。我的腦袋忍不住蹦出一個問號：為什麼姜先生會說奶奶很難相處？

那天奶奶貼心地留我一起用餐。她說兒子媳婦住在樓上，但兒子有應酬、媳婦要陪孫子，通常都是她一個人吃飯。我環視著偌大的空間，頓時感受到奶奶的寂寞孤單。奶奶開朗地告訴我：「其實我很少在家，常常跑出去玩，我有司機呀，想到哪就到哪，幹嘛把自己關在家裡？」奶奶一邊說一邊熱情地幫我夾菜，還說等等吃不完的就全部包回家。臨走前，奶奶問：「妳下回什麼時候來呀？」

「看您兒子囉！是他約我的，由他來安排。」

「不用等他啦！我直接約妳就好了，不用這麼麻煩。」

那個當下，我覺得奶奶和兒子的關係似乎有些微妙；他們之間似乎很親近又很疏離。

這就是我和奶奶的「初相見」。怎麼也沒料到這一碰頭，便開始了我們三十多年的交情。

接下來，我和奶奶的約會不全然是按摩，有時候只是陪她聊天，有時候奶奶還會帶我出去玩呢！

有一回，奶奶說：「你們年輕人現在不是流行去Pub，妳帶我去看看。」

我驚訝地看著奶奶：「您真的想去，這好嗎？要不要跟姜先生講一聲？」

「可以啦，可以啦！有什麼不好呢？今晚妳就帶我去玩玩、見識一下。我兒子很忙，她沒時間管我啦！」奶奶瞄了一眼我的打扮：「妳就穿這樣啊？」

那天，我穿著牛仔褲、T恤。「是啊！您又沒預先說要去Pub，就這樣吧。」

「好哦！那我去換衣服。」奶奶興沖沖地轉身到房間裡。

再出來的時候，我簡直驚呆了！奶奶換上了網襪、迷你裙，還把一頭捲髮整理得有如雲朵。我大叫起來：「奶奶，您穿這樣呀？」

奶奶得意地一挑眼，「怎麼樣？不賴吧！」

我收起驚訝，讚嘆著眼前七十多歲的奶奶竟然可以這樣有自信地展現年輕少女的樣貌。

我們在安和路上選了一家Pub，沒想到來和奶奶搭訕的幾乎全是外國人！奶奶曾經留學美國，英語一把罩。而且奶奶的舞技超凡，無論快舞慢舞，音樂一響起，立馬可以跟上節奏。當她跳起舞來，曼妙的身姿幾乎吸引全場的目光，我萬萬沒想到七十幾歲的奶奶竟然有著這麼好的體力和強大的熱情。熱舞過後，奶奶臉頰緋紅地走到我身邊，幫我點了一杯威士忌，給自己點了一杯馬丁尼。在昏暗的燈光裡，奶奶優雅老練地舉杯邀我對飲，慶祝今晚完美的冒險！她的臉上閃耀著叱吒全場的豪氣，那神情宛若三、四十歲的熟女。

就在這時，電話響起。是姜先生打來的。帶奶奶出來前，我有事先知會他，我跟奶奶說我出去接個電話。我激動地跟姜先生說：「我們正在Pub裡，你知道嗎？奶奶好厲害！」姜先生語氣平靜地說：「我知道，小時候我媽就常帶我去。妳好好陪她，她開心就好。」原來奶奶是Pub的玩咖，我有一種被奶奶耍了的感覺。

「怎麼不讓兒子陪您來玩？」

「兒子太忙了，哪有時間陪我。而且我跟他聊不來。跟妳才有話說呀！」

「為什麼想來這裡？」

「我想了解現在的年輕人玩些什麼，活到老要學到老呀！」

「我認識的老人很少像您這樣呢！」

「那是他們太懶惰了。想好好活，就要勤快些，不要想偷懶。老不是罪惡，老了卻要麻煩別人才是罪惡。」

我玩味著這些話，對奶奶生出由衷的敬意。

前後來了好幾個老外跟奶奶搭訕，奶奶和他們對答如流。我跟奶奶說：「如果他們知道您快八十歲了，一定會嚇壞！」

奶奶露出調皮的神情，得意地說：「對呀！我好想看到他們驚恐的眼神喔。」

夜裡一點多，奶奶說：「好了，玩夠了，該回去睡覺了，妳明天十一點還要上班呢！」

「奶奶怎麼知道我明天是十一點的班？」

「我問兒子的啊！」奶奶的貼心讓我心頭暖暖的。她又說：「妳不是主管嗎？晚點進去無妨吧？」

「我通常比員工早進去，最晚出來。」

奶奶點點頭，很認同的說：「對啦！以前我管理公司也是這樣，這我了解。」

那回出遊之後，奶奶愈來愈信任我，經常拉著我往外跑。我們去泡湯、喝下午茶，還去打過撞球。慢慢地，我聽奶奶說了許多生命故事。

奶奶出生在一個大戶人家，政府實施「耕者有其田」的政策前，整個大稻埕附近的田地幾乎都是奶奶家的。除了田產還經營傳統產業，堪稱世家大族。奶奶從小就有奶媽丫環照顧，又因為是獨生女，必須接受接班人的訓練，大學畢業就被送去美國念書。在那個年代，受到如此栽培的女性可謂鳳毛麟角。也因此，奶奶的父母很早便打定主意為她招贅，直到奶奶三十多歲，終於「眾裡尋他千百度」地找到阿公，締結良緣。

當奶奶跟我談起阿公時，臉上竟然現出難得一見的嬌羞。「我先生是個很好的人，那個年代，男人入贅其實是很沒面子的事。我懂他的心情，所以任何公司舉辦的活動，或是我們夫妻要共同出席的場合，我一律規定祕書用先生的名義發出邀請或是具名。」

我忍不住問奶奶：「你們感情這麼好，怎麼只生一個孩子？」

奶奶說：「我結婚晚，很不容易懷孕，還流過產。我和先生遍訪名醫，也去試過試管嬰兒，拚了命才把兒子生下來。先生心疼我，就說別再生了。其實我很想再生一個呢，可以姓先生的姓。」奶奶的眼神裡透出一絲遺憾，感覺她對先生有著很深的情感。

於是，姜先生就成了奶奶的接班人。奶奶很想嚴格訓練兒子，可是她的父母親對這個「獨一愛孫」寵溺有加。兩代不同的教養理念，讓奶奶好是為難，還經常發生衝突。

當年富貴人家流行把孩子送到國外，姜先生小學就被送到美國，成了小留學生，直到大學才回來。奶奶說：「那段時間擔心兒子忘了母語，忘了自己的文化，每週至少寫一封信給兒子，而且一定要他回信。寒暑假也一定要返台，複習母語、連結情感。上了國中，每天就跟著我進公司實習。」好嚴格的媽咪董座！難怪姜先生曾說

「從小媽咪就會寫情書給我，她會用『親愛的』作為稱謂語，接下來是一大段的叮嚀訓誡提醒指示，最後一定用『媽咪愛你』作結。」到現在，他還把這些書信保留著，向我獻寶呢！

有一回幫姜先生做身體時，他和我聊到父母親。「我因為小學就離家，其實不太清楚父母相處的狀況。我知道爸爸是入贅的，原以為他們的感情不是很好，直到高一時，爸爸因為心肌梗塞猝然離世，我才知道爸爸在媽咪心中有多重要。當時我趕回來奔喪，看到媽咪整個人幾乎要崩潰了，我好震撼！她在我心中一直是參天大樹呀！我從來沒見過她那麼脆弱，好像風一吹就要倒下。當時，我就下定決心要回來接家族企業，我要照顧她。媽咪太辛苦了！本來還有爸和她一起撐起這一片天，爸走了，她一個人要獨自帶領公司，還要和大家族的勢力斡旋。我雖然還不清楚狀況，但已經嗅到那艱難的氣息。我媽是個善良溫厚的人，她會熱心幫助人，但也非常強悍，任何人都別想攻佔她的城堡。如果有人敢越雷池一步，她一定會毫不留情地反擊。」

我好奇地問，「你了解你媽媽的成長背景，知道你爺爺奶奶如何教養她嗎？」

姜先生皺起眉頭，「我很小就出國，哪可能知道呀？」

Chilbil的悄悄話

和奶奶相處愈久，看到她性格的多面性，於是很想了解奶奶在原生家庭的教養過程。我揣測奶奶教養姜先生的方式，也許承襲了她的父母。他們都肩負了家族企業接班人的任務，儘管都是父母的獨生子女，是掌上明珠、心肝寶貝，但都必須接受嚴格的訓練。奶奶扮演企業教練和上司的角色想必多過慈母，扮演妻子的角色更是罕見。難怪姜先生乍見媽咪的脆弱悲傷會如此震撼。

姜太太和我同年，偶爾也給我做身體，我們很談得來。她回溯當新嫁娘的第二天：「我以為媽是個傳統觀念很強的婆婆，一大早就等在廳堂，準備要向她請安。等著等著，沒想到媽十一點才走出房門，我立即上前問安，把她嚇了一跳。她說：『妳等多久了？來請安喔？不用不用！妳嫁到我家，是我媳婦不是我女兒。如果媽媽叫不出口，就像外國人一樣叫我名字也可以。要孝順我的是我兒子，不是妳，不用這麼多禮數啦！』我當時真的愣住了，沒想到婆婆會這麼說。先生曾經叮囑——我媽常會說出一些『驚世駭俗』的話，妳習慣就好。果然，我才被婆婆上面那段話震撼了一下，她立馬又說：『我們等等去泡湯。』我嫁過來第二天就和婆婆『裸裎』相見，夠刺激了吧！不過幾年下來，我慢慢了解婆婆的個性，她其實很好相處，而且處處代我著想。結婚不久，她就要先生帶我到公司，讓所有員工知道我是『董娘』。也為先生欽點『男祕書』，以杜絕後患。我衷心感念她的睿智，現在我跟婆婆超有話聊呢！我很感恩嫁到他們家來，能遇上這麼好的婆婆，真是好福氣。我常鼓勵先生請婆婆上樓一起吃飯、聊天，也要孩子每天都給奶奶請安、和奶奶抱抱。只是我覺得先生和婆婆之間似乎有一條無法跨越的界線，很難穿越。我可以和婆婆勾肩搭背、挽手同行，但是我從來沒見過他們有任何身體上的接觸。」

Chilbil的悄悄話

在奶奶的那一輩人中，她真是一個罕見的洋派婆婆！如果所有的婆婆都能有著和她一樣開明的想法，就不會有婆媳問題了。至於姜先生和奶奶之間確實存在著幽微的情結，他愛媽媽，但又有一種深沉的敬畏拉開彼此距離。奶奶也很愛姜先生，卻無法用親密溫柔的方式表達愛意。令人費解的是，奶奶對外人很好，和顏悅色、爽朗豪氣。可是比較早期的階段，他們母子的對話常常瀰漫著火爆氣息，我幾度在一旁捏把冷汗。近年來，那煙硝味才慢慢消弱。

有一次我要為奶奶按摩，奶奶拿出一瓶香茅油。我看了一下說：「這是用來驅蚊的耶，不是拿來按摩的。」

「不要緊啦！我很愛這味，我不舒服的時候，就會很想聞它。」

奶奶很愛吃泰國料理，每回都要求廚師多放一點檸檬香茅。當時我才剛學習芳療不久，對精油不是那麼熟悉，但已經知道香茅油和檸檬香茅是不同的。我特別去芳療學苑買來檸檬香茅送給奶奶，果然，她更喜愛這個味。這些年來，我對精油的認識愈來愈深入，開始思考奶奶的人格特質和檸檬香茅之間的關係。同時，因為進入安寧病房服務，也和奶奶分享許多安寧故事。奶奶聽了很是感慨，直說：「人不要活太久，活太久實在很折磨呢！」三十多年來和奶奶的相處，我發現即使健康而充滿生命熱情的奶奶，仍然得臣服於時光流逝帶來的自然衰老。早先時候，奶奶是每天都要出門的，九十歲之後，她出門的意願大大降低。姜先生也感受到媽媽身體的退化和內心的寂寞，領養了一隻拉不拉多和土狗配種的棄養狗。當時這毛小孩才幾個月大，憨憨傻傻非常可愛，奶奶順口就叫牠「來福」。這台灣人很喜愛的狗名字，感覺會帶來莫大的好運與希望。奶奶叫著「來福！來福！」空蕩蕩的家裡頓時熱鬧了起來。

姜先生也很喜歡來福，一進門就逗著來福玩。有時奶奶還會跟我抱怨，「兒子回來，就猛叫來福，都沒叫媽！」有一回來福的骨質出問題，姜先生特別買了狗狗專用鈣粉，還親自泡了餵牠喝，奶奶酸溜溜地說：「來福呀，真是好狗命呀！我兒子還會買鈣粉給你吃耶！」姜先生立即回說：「妳沒有保健品嗎？我不是買了一堆給妳？」

奶奶常會這樣酸溜溜地故意和來福爭寵。就這樣，來福成為奶奶和姜先生之間的溝通媒介。姜先生藉由來福找到和奶奶聊天的話題，奶奶也透過來福向姜先生表達在情感層面的需求。

姜先生一家後來搬到更大的豪宅，奶奶數落著狗狗說：「來福呀，看看你有多好命！我兒子拚死拚活地賺錢，讓你住到這裡，真是好狗命呀，我兒子真是辛苦呀！」當時我在場，看著憨憨傻傻的來福一臉無辜地望著奶奶，無條件地全然接受奶奶的抱怨，幾乎要大笑起來。「奶奶，那是牠的錯嗎？」我忍不住要為來福抱不平。

奶奶說這隻狗狗好有靈性，好像可以讀懂奶奶的心，有時走過奶奶身邊，覺得奶奶心情不好不想看到牠，就躲到角落裡，一聲不吭，直到奶奶喚牠出來。

有一次，奶奶突然問我：「Chilbil，妳看像我這樣可以住到安寧病房嗎？」我不禁爆笑出來：「奶奶，您這麼健康，恐怕永遠沒希望住進去喲！」

「這樣哦！」奶奶有點失落，話一轉，又順勢提到：「上週我和兒子去做健康檢查，我的報告沒有一個紅字，但我兒子的紅字好多耶。妳說我兒子要怎麼辦呀？」顯然奶奶很擔心姜先生的身體。我說：「就是要好好休息呀！」

有一天，奶奶突然語重心長地說：「這些年來，我已經不堅持公司一定要以家族企業的形式傳承下去，如果可以有很好的專業經理人或經營團隊進駐，只要對公司發展是有幫助的，我都可以接受。甚至把公司結束也都ＯＫ，只要能妥善安排員工、照顧好他們的退路即可。這個家族的重擔，就到我和兒子為止。」

奶奶也把同樣的話告訴姜先生：「不必一定要培養孫子成為接班人，我對家族的責任已了，你對我負責即可，你也已經善盡職責了。」

我曾和姜先生聊過，他知道媽媽的心意。但他認為現在經營企業已經不只是家族的傳承，也是他個人的成就，還有社會責任，不是想放下就能放下。他也和兒女聊過，談到過去奶奶如何嚴格培訓他成為接班人的經歷，告訴兒女不會再用那樣的方式教導他們，他們也可以自行選擇要不要承接。結果兄妹都有興趣想要投入！

我提醒姜先生：「媽媽會這麼想也是不放心你的身體，不想讓你壓力太大，你健檢的紅字實在太多了。」

「我知道，媽不希望我比她早死，不想白髮人送黑髮人。」

結果姜先生有一天竟然當著我的面跟奶奶說：「妳不用擔心啦，我不會比妳早死的。」

奶奶瞪大眼睛看著他，半晌說不出話來。

我心想，話一定要講得這麼直白嗎？

令人意外的是，奶奶沒有和姜先生抬槓，過了一會兒，才幽幽地說：「其實我也不想活這麼久，我活太久了。」

奶奶九十歲之後不太愛出門，有一部分原因是她的朋友一個個都離開了，能和她聚會聊天玩耍的友伴愈來愈少。她感慨地說：「Chibil，老是參加朋友的告別式真不是滋味。」

「奶奶，從現在開始我們要把每件事情都當風景看，告別式是一幅風景，去醫院探病是一幅風景。有一天，我們也會成為景中人，早點習慣這種風景，就可以悠然自得喲！」我把這些年在安寧病房的體悟分享給奶奶。

奶奶有點驚訝地看著我：「妳怎麼可以看得這麼開呀！」

我回說：「我也不想活太久，如果真的可以活很久，那一定要像您這麼健康豁達，而且不麻煩別人。」

奶奶就是一個從來不麻煩別人的老人。

有一回，奶奶的關節開刀，打電話要我幫忙找看護。她自己收拾好行囊，跟兒子說：「你們不用來照顧我，我已經請好看護了。想來看我，早上探望一下就好，如果很忙，不用來喲！各自去忙，別擔心。」

孫子去探望她，想留下來過夜陪伴。奶奶說：「我錢多的沒處花啦！有看護就好，醫院空間小過夜不舒服。」

她就是這麼堅強獨立，這麼為人著想。奶奶說：「我愛孩子，所以盡可能不要影響他們的正常生活，當年我的父母親生病，也不要我去照顧他們。我覺得人老了把自己照顧好是第一要務，如果要麻煩兒女，那還是早點死掉算了！」不過，奶奶雖然這麼說，住院期間，姜先生還是每天都去陪她呢！

Chilbil的悄悄話

在醫院裡，我經常看見許多病人家屬為了照顧上的輪班問題爭吵半天，兄弟姊妹斤斤計較。看到很多老人家期待有子女侍奉，生了病更是渴望兒女在身邊照顧。能像奶奶這樣的老人，實在太難得了。

這幾年，奶奶開始有心臟衰弱的問題，喘不過氣時必須用氧氣罩輔助。這讓她更不方便外出，還影響到日常生活。一向樂觀開朗的奶奶，也開始面帶愁容。

有一次，奶奶說：「Chilbil，我實在不想再活下去了，安樂死還沒立法通過，是吧？」

「奶奶，您別肖想了，那是不可能的。」
「那有什麼辦法可以早點解脫呀？」
我開玩笑地說：「您可以和家庭醫師商量呀，如何讓自己peace解脫！」沒想到奶奶真的去請教那個看診多年，了解奶奶有多麼「驚世駭俗」的家庭醫師。
她跟家庭醫師抱怨，戴著氧氣罩好不舒服，又不方便出門。醫師說：「您也可以選擇不戴呀，只是不戴，萬一喘不過氣來，結果是什麼，就難說了！」
第二天我去看奶奶，奶奶心情沉重地說：「人好矛盾呀，覺得活太久好累，不想活。想死，卻又好怕死喔！」
「那您想怎樣呢？」
「Chilbil，我來試試看好嗎？今晚睡覺，我就不戴氧氣罩。」
我被奶奶嚇一大跳，「真的嗎？確定嗎？您真的想清楚了？準備好了，都交代妥善了？」
「什麼遺囑之類的我早就交代好了，妳別擔心啦！」
「是這樣嗎？」我感覺事態有些嚴重，但奶奶是個很有主見的人，我知道勸說無益。
「妳今晚睡覺別關手機喲！我會打電話給妳。」

我又急又氣地說：「打給我幹嘛呀，要打１１９啦！」

那天離開後，我立即打電話給姜先生，告訴他我和奶奶的所有對話。姜先生無奈地說：「我媽什麼都試過，現在連死都想試啦？」

「奶奶說有事她會打電話給我，但你還是多留意一下，注意奶奶在樓下的動靜。奶奶並不是全然要靠氧氣罩才能呼吸，只是不舒服時才戴。」

感覺姜先生壓抑著激動的情緒，長嘆一聲，無奈地說：「我知道了。」

對我們而言，那真是漫長的一夜呀！

凌晨四點，我被奶奶的電話聲嚇醒。

我幾乎歡呼地大叫：「奶奶，怎麼了？您還活著耶！」

「哎喲！好痛苦呀，我都沒睡呢！一直在留意自己還有沒有呼吸？」

我忍不住笑出來：「奶奶，您不是不想呼吸了嗎？」

「我也是會緊張呀！」

「那現在呢？狀況如何？」

「Chibi啊，告訴妳喔——」她好像悟出了什麼真理，「我覺得睡不著覺比死還難過呢！」

「哈，很好喔！現在四點鐘，那您就戴上氧氣罩，安心睡覺，等天亮了，我再去看您。」

十點多，急急去探望奶奶，一進門，我還是忍不住笑出來。奶奶說：「妳還笑得出來？」

「您的結論實在太好笑了！可見老天還沒要收走您喲，您就好好活下去，順其自然吧！」

奶奶長嘆一聲，「哎！看起來是這樣喲！」

這回疫情，老人家可以優先施打疫苗，我問奶奶要不要接種？奶奶說：「把機會讓給別人吧，我不想浪費那支疫苗，我活夠久，不用打了，我對自己負責就好。」

在度日如年的老人日常中，最能慰藉奶奶寂寞的，就是「來福」了。有一天，我聽到奶奶對著老態龍鍾的來福說：「來福啊！你可不能比我早死哦！你最好跟著我一起，我們在黃泉路上才有伴喔。」憨憨傻傻的來福，總是沉默地望著奶奶，好像回應主人：「妳說了算。」

奶奶還得意地對我說：「Chilbil，想像一下，黃泉路上有一條老狗走在前頭，為我開道，是不是很神氣呀！」

一個老人一條老狗，只有奶奶的樂天開朗，才能轉悲涼為得意呀！

我把奶奶希望來福陪她走的話轉告姜先生，他說：「我也希望這樣。」我順勢問他，奶奶都這麼老了，何時離開人世，誰都無法預料，為什麼你就是無法和她好好說話？

姜先生搖搖頭，無奈地說：「妳想想，我媽連不想活了都只告訴妳，也不和我商量，我要怎麼和她溝通？她有沒有顧慮我的想法和感覺呀？媽總是把自己各方面都照顧得很好，我不知道自己可以為她做些什麼？外面的人都很羨慕我有一個完全不用擔心的媽，可是作為兒子，我連最基本的擔心都不用。這對我而言是一種罪過，是很大的壓力。我在媽媽面前這麼無能，真讓我好挫折！」

我很驚訝，奶奶全然無須子女操心的獨立自主，對姜先生竟然是如此「難以承受之輕」。

想到奶奶喜歡檸檬香茅，我忽然覺得她就是典型的檸檬香茅性格！檸檬香茅的主要化學成分是消炎效果超強的檸檬醛，這種植物在任何艱難的環境中都無所畏懼、盡情生長，可以把自己照顧得很好，也能照顧旁邊的植物。而且可塑性超強，是食材可入菜，又是藥材可入藥。是藥草型人格，可以幫助別人；又是樹根型人格，具有開創能力。

奶奶的天生氣質和後天的企業接班人訓練，形塑了她檸檬香茅樸實低調的特質，她不在乎身上穿的是不是名牌，比較在乎把身心照顧好。她想沉潛就會靜默消音；她想嶄露頭角，誰也擋不住她耀眼的鋒芒。充分的自信和豐沛的生命力，讓她勇於冒險、開創新局。她樂於助人，沒有偏私。早年有些員工因家境關係無法取得高學歷，阻礙升遷，但只要奶奶認定是可造之材，就一定盡力培養扶植。而且奶奶非常重視員工的福利，特別叮囑兒子無論如何，都不可以任意資遣員工。

她像檸檬香茅一般，堅牢穩固地立定腳跟，又能柔順應變。所以當她意識到兒子可能因經營公司的壓力過大，導致健康出狀況，就毅然告訴他，不用有家族傳承的壓力。甚至因為對丈夫的愛與尊重，主動告訴姜先生，孫子可以改回爸爸的姓氏，不用再跟著奶奶的姓，終結當年她對先生入贅的遺憾。每逢假日，兒子媳婦想陪伴她，她就要他們帶孩子去玩，希望他們有快樂的家庭生活。似乎所有她曾經歷過的辛酸痛苦，都不想再讓兒子承擔。

和奶奶認識三十多年，我看著一個七十歲的老人從古稀之年成了百歲人瑞。一個活潑、熱情洋溢、活力十足的生命，終究不敵時光的消損，漸趨沉寂衰弱。也許奶奶一度想拿下氧氣罩結束生命，是怕自己會麻煩到兒子吧！屹立不搖、濟弱扶傾的檸檬香茅，是不願見到自己頹然倒下，是不允許自己依賴別人的。

從外人的眼光看來，奶奶是個豁達開朗、明理睿智、獨立堅強的老人，人人都羨慕姜先生有這麼好的母親。但是，從姜先生的角度而言，奶奶是個嚴格的教練、是指揮全局的長官，而不是可以投入懷中撒嬌討愛的媽咪。高一時便下定決心要照顧母親，卻幾乎沒有機會表現的姜先生，心裡也有著外人無法理解的缺憾吧？

近幾年來，母子倆雖然偶爾可以開開玩笑、話話家常，只是總覺得還是有一層薄冰阻隔在他們之間。我曾經建議姜先生和我學習簡單的按摩手法，試著為奶奶按摩身體，藉由身體的連結重建母子關係。

姜先生從小就由奶媽餵養照顧，很少和奶奶有溫暖甜蜜的身體記憶。我很盼望在奶奶離開之前，這對母子有機會在溫柔的擁抱和撫觸裡，感受生命無條件的愛與接納。

可惜，姜先生還沒接受這個建議。

有一天，我突然領悟到，姜先生在奶奶的潛移默化下，早已長成了另一株檸檬香茅！也許有一天，當他們發現自己原來和對方一模一樣，將會相視而笑、釋然於心呢！

14

丁香花

那男人
教會我的事

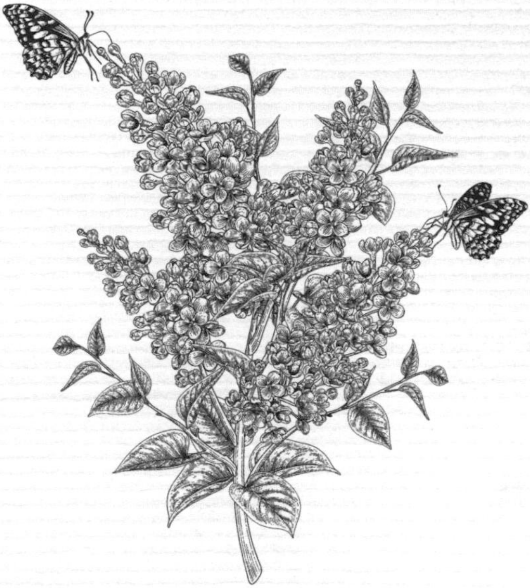

S Y R I N G A

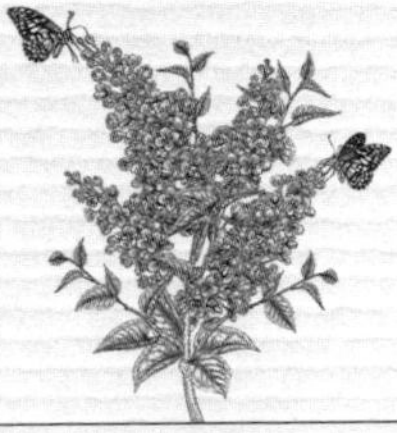

撫慰心靈

給予溫柔

並能夠

帶走疼痛

這是二十多年前的往事了。那時，我才二十五歲，還在SPA公司。雖然年紀輕，卻已出道十一年，是公司的「第一把手」。每天，除了有做不完的客人，我還擔任公司的訓練講師，負責新進員工的技術指導。

方大哥是學妹的客人，學妹說他非常嚴肅、不苟言笑，幾乎是「冷若冰霜」。有一回我從內場走到櫃檯，正巧看見他走進來，年紀約莫四十歲，英挺氣派，幾個保鑣亦步亦趨跟隨身後。比那陣仗更令我詫異的是，和他四目相接的剎那，我清楚看見他兩邊太陽穴暴露的青筋，一個熟悉的人影忽然疊過眼前的畫面。這個人竟然散發出和我父親極為相近的氣息！

聽說方大哥在療程中從來不發一語，學妹有任何詢問，都由保鑣作答。剛出道的學妹經驗尚淺，每次做完都跑來找我訴苦，說這客人總是讓她戰戰兢兢，深怕有所閃失。她對自己的技術沒信心，服務前會來問我用什麼技法，結束後也會回報狀況。

方大哥長期頭痛，有嚴重的睡眠障礙，我建議學妹為他做頭部的抒壓療程。幾次之後，方大哥的疼痛稍有緩解，人也比較輕鬆，一週幾乎都來報到二、三次。

「學姊，妳可以做他嗎？」一天，學妹又跑來找我求救：「我覺得他的頭痛很不尋常，我從沒摸過這麼脹的頭，不知道怎麼幫他。而且，不知道為什麼，我好怕他！做起來壓力超大，妳可以出手幫幫忙嗎？」

我搖搖頭，「妳看我有時間做他嗎？我的時程全都滿檔耶！」

在我這兒碰了壁，學妹轉去遊說方大哥。雖然他不喜歡換人，學妹還是不放棄：「我覺得你真的可以試試給我學姊做！每次你來，我都會請教學姊該用什麼技法。學姊超厲害的，說不定能讓你的頭痛好起來，還能讓你睡著喔！」

學妹開心地向我轉述，她如何讚頌我出神入化的手技，讓方大哥終於答應來試試。看到學妹這麼希望我幫忙，我也心軟了。只是我滿滿的班表，還真不知道如何把他排進來。最後，只好請學妹問他，是否可以排在所有療程都結束後的夜間十一點？沒想到他竟然同意。

我和方大哥的療癒之旅，就從那個午夜開始。

那晚他來，只帶了兩個保鑣，而且一身休閒裝扮，和白天的西裝革履大不相同。開始諮詢時，他很客氣地說：「抱歉這麼晚麻煩妳。妳的同事說，妳可以幫我的忙。」

「我也不知道能不能幫得上，我需要先了解一下你頭痛的歷史。」

「我頭痛的毛病從高中就開始了，是整片都痛，痛到咬緊牙根。」

「感覺很像是三叉神經痛。」

「我去檢查的結果也是三叉神經有問題，但又不太像，因為痛的區塊似乎比三叉神經廣，整個頭部好像被套上緊箍咒。」

我繼續探問：「牙齒會痛嗎？」
「不會。」
「你介意我摸一下臉嗎？」
我摸了一下他的兩顎，天呀！我從來沒碰觸過這麼緊繃的肌肉，這觸感讓我感到不可思議。「你常常咬牙切齒嗎？」
這突如其來的問話讓他愣了一下。那一瞬間，我真怕他會出手打我，連忙補上一句：「不好意思，如果你不想回答，也沒有關係。」
沒想到，他原本緊繃的臉頰突然鬆開，宛如陽光衝破沉沉霧靄露出久違的光芒，竟然笑了起來。「沒有啦！妳突然這樣問，我覺得很好玩。從來沒有人敢這樣問我。」
準備下班的學妹過來和我們打招呼，正好瞧見方大哥對著我笑。她驚訝地說：「學姊，我從來沒見他笑過耶！」
諮詢結束，我決定為他做顱薦骨的療程。這療程比較特殊，我告訴他會用雙手在頭部和身體的薦骨、肚臍撫觸停留，讓他先有心理準備。
顱薦骨按摩的第一個階段是傾聽，沒料到我才把手放在他的頭部沒多久，他的身體便猛然一震，把我的手彈開。力道之大，不但嚇到我，連他自己也嚇了一跳。兩個保鑣立即圍上來。「沒事沒事！」他安撫保鑣，然後對我說：「妳的手好像有電。」

我心裡嘀咕著：是你有電不是我有電，好嗎！

只是療程做到這兒，不知為何，他的感覺讓我想到我爸爸。我好奇地問：「方大哥，請問你是做什麼的？」

一個保鑣搶著回答：「我們是做生意的。」

我看了一下保鑣，對方大哥說：「真不錯，你都有代言人耶！我會這麼問，是因為我覺得你的身體應該很不舒服，而且全身都在發炎，是不是工作壓力太大？齒顎和腸胃有密切的關係，你的腸胃應該很不舒服，請問你是否有胃食道逆流？」

他驚訝地瞄了我一眼，「妳怎麼知道？」

「你的齒顎這麼緊繃，不太可能沒有胃食道逆流。而且嚴重的程度應該不亞於頭痛，只是劇烈的頭痛掩蓋了胃食道逆流的不舒服。」

他點點頭。「是呀！我確實有胃食道逆流的困擾。」

方先生看來很壯碩，但並不胖。我推斷他吃的雖然不少，但消化吸收的狀況應該不是很好。

我繼續療程，有時興起和他聊幾句，但幾乎沒得到回應。

「你不太愛說話喔！」我忍不住說：「但我覺得你可以試著把心裡的感覺表達出來，你似乎有許多憤怒沒有宣洩，一直積壓在心底。」

他倏然坐起來。
「不舒服嗎？」我有些詫異地問。
「沒有，今天做到這就好。」

Chilbil的悄悄話

那天顱薦骨的療程，我只做完「傾聽顱底節律」的部分。傾聽頻率的過程費時甚久，我全身冒汗而且一直打嗝。當時，我才剛學會顱薦骨的手法，尚未深入身心靈的整體醫療，不太了解治療者和被治療者之間能量相互連結共振的關係。現在回想起來，他有點嚇到我，我也嚇到他。但我並不怕他，只是初次接觸，我對他的身體和他整體散發出來的能量場感覺好熟悉。後來一再反思，似乎是方大哥和我的父親有著近似的內在糾結。我的父親因為歷經滄桑，對生命非常悲觀，充滿負面想法，這讓我覺得方大哥應該也是有許多故事的人。

那天晚上，我一直在回想整個療程，他是我唯一一個顱薦骨只做到頻率傾聽就叫停的客人。我一整晚都沒睡，想著這個人究竟怎麼回事？想著他那堅硬緊繃的齒顎，也許丁香對他會有幫助（當時我尚未學習芳香療法，但是對藥草學頗有研究，會自己製作藥草酊劑。我覺得可以用丁香的酊劑加上很多植物油，塗抹在他的上下顎骨、扁桃腺，一直到腹部）。

傾聽他的肩膀和胸骨時覺得他好悶好悶，似乎有許多話說不出來、很多心事沒法宣洩。傾聽的過程，我的心裡不斷湧出辛酸悲涼的感覺，那感覺從他的外表完全看不出來。

他的腹腔觸摸起來好像一灘死水，顯然海底輪幾乎停滯不動。這和他胸骨、肩頸之間澎湃洶湧的激潮，形成強烈對比。這現象出現在正值壯年的男子身上，實在不太正常！我一直尋思：是腸胃不適造成的？還是頭痛的關係？

沒想到隔天一早，他的保鑣就打電話到公司：「老大想和妳再約今晚十一點。」我好驚訝，原本以為他不會再來了。「哦，今天不用那麼晚，十點就可以過來了。」

那晚方大哥進門，與我相視而笑的剎那，看我的眼神和昨晚全然不同。在之前的漠然表情中，閃現出一點不可思議。

「你昨晚還好嗎？」

「很好，有睡著。」
「哇！太好了，恭喜你！」這答覆讓我驚訝又歡喜，怪不得他今晚還想來。
「妳知不知道無法睡著的感覺是什麼？」
「當然，要跟我談失眠嗎？那我的經驗絕對比你豐富！我從小學五、六年級開始，就不能好好睡覺了。」
「那妳有吃安眠藥嗎？」
「沒有啊！就是慢慢學習和失眠共處。」
「怎麼共處？」
「睡不著就睡不著呀，還能怎樣？不過這真的要經過長時間的調適。你知道，高中的時候，我最討厭誰嗎？」
「誰？」
「費玉清。」
他愣了一下。
我繼續說：「每當聽到他唱晚安曲，我就很想殺了他。」
「哦！」方先生忍不住一直笑。
「原來你會笑呀，真難得，我以為你是不會笑的。」

「我們也是第一次看大哥笑得這麼開心。」保鑣在一旁答腔。

進到工作室後，方大哥問我：「昨天妳幫我做的是什麼療程？」

「顱薦骨按摩。是傾聽身體頻率的一套按摩手法，和你以往做的不太一樣。」

「是妳的手給人很不一樣的感覺。」

「對，我有一個外號叫『太陽之手』，你有覺得熱熱的嗎？」

他忍不住又笑了起來，「有刺刺的感覺。」

我們就這麼愉快地閒聊，方大哥可能也很驚訝自己會跟我說這麼多話。他是個不太聊天的人。

「不知道為什麼，我覺得可以信任妳。」

「你當然可以信任我，我雖然不能讓你幸福，但是我能讓你舒服。」

「妳知道一個女生對男生講這種話，不太好嗎？」

「真的嗎？還好你的保鑣在這裡，你應該不會對我怎麼樣吧。」

「妳年紀多大？」

「這和年紀大小有啥關係？」我瞄他一眼。

「妳看起來很小。」

「我本來就很小呀，是你太老了。」

「妳做這行幾年了？」

「我十四歲就入行，從學徒開始做起，現在二十幾歲，你說我做幾年了？」

「沒換過其他行業？」

「沒有啊！」我忽然覺察到，我和他之間似乎主客易位了。「嘿，你是我的客戶，應該是我來諮詢你，怎麼會是你一直向我提問呢？」

「妳昨天問了我一個問題，我回去想著該如何回答。」他頓了一下，真誠地看著我。「我的工作其實和一般商業行為有點類似，我是他們的老闆。他們之所以叫我老大，是因為我們這一行在一般人的觀念裡，是所謂的黑社會。」

「哦。」我淡定地回答。

「妳不害怕？」他有些訝異。

「不會呀！我父親的交友範圍很廣。很小的時候，家裡就經常有各種不同類型的人進進出出。再加上我出道早，接觸社會各層面的人不少，也見識過許多人生故事。你會進入這行，想必有不得已的苦衷，有什麼好怕？只是在你的世界裡，常要面對打打殺殺的血腥暴力，日子真不好過，你沒想過要脫離嗎？」

「人在江湖，談何容易呀。」

「也是！雖然我不在你的世界，至少也看過連續劇，的確是不太容易。」

他面無表情地點點頭。

「就算沒法脫身，也要讓自己心裡可以取得平衡喔！我覺得你有很深的罪惡感，你必須找出罪惡感的根源。」

「為什麼妳會覺得我有罪惡感？」

「只有罪惡感，才會讓人無法說出自己做了什麼。尤其你們這個行業，可能有許多違反社會規範的事，原因錯綜複雜，不是一般人可以理解的。我覺得這世界沒有絕對的好人和壞人，有時我們可能為了保護某些人，卻要去傷害另一些人。這在內心深處會矛盾、糾結成很深的罪惡感，不可解，也無法說，只能默默藏在心底。」

「妳這麼年輕，怎麼可以理解這些？」

「我年紀輕，但我的心智一點都不年輕。還是繼續我們的療程吧！請躺下來，先解決你身體的狀況比較要緊。」

「跟妳聊天很舒服。」

「這是我的另一個強項喲！」我俏皮地說。

療程開始，我先為他介紹這回給他使用的丁香油。

「丁香油有點刺刺辣辣，你可以好好感受塗在身上的感覺。我會塗抹在你的上下顎骨、胸腔腹部一直到腸胃，你的腸胃也不好，丁香對腸胃很有幫助。」我停了一下，又忍不住問：「你是什麼原因加入黑社會？」
「因為錢，家裡需要錢。」他的語氣中有一絲無奈。

Chilbil的悄悄話

日後學習芳療，發現丁香是愛情和金錢的守護者。喜歡丁香的人，往往對金錢缺乏安全感，不斷想去追逐，不然就是因為匱乏的恐懼，只進不出。而金錢在生理學的層面又和腸胃有關，因為有了錢便能換來豐富的食物。在愛情的層面，我覺得方大哥或許曾經有過深愛的女友卻失去了，深刻的虧欠感和愧疚讓他不願意提，也沒有勇氣再去愛。當時我還未學習芳療，只是因為研究藥草學而了解丁香的用途，正巧在方大哥身上派上用場。

結果在接下來的療程中，他幾乎都在昏睡，保鑣很訝異老大竟然能如此沉睡。我說：「沒關係，就讓他睡吧，很多客人都會被我做到睡著，只要明天上班前把他叫醒就好。」

那一夜，保鑣和我談了很多方大哥的事。他們都很敬重他，因為他待手下很好。

他上面還有一個帶頭大哥，他的責任很重、壓力很大、承擔很多，有很多說不出的苦悶。他們看在眼裡，但愛莫能助。

我好奇地問：「你們老大有結婚嗎？」

「妳覺得我們幹這行的，有可能結婚嗎？」

「但做大哥的不都是有很多女人嗎？」

「這就不方便說了。妳可以問看看，這也是老大心中很大的坎。」

第二天早上我走進ＳＰＡ間，才伸手想喚醒他，他一驚醒來，反射性地抓住我的手反折過來，簡直就像電影情節。我嚇一跳，立即唉唉大叫：「是我！是我！」

「我怎麼會在這裡？」他一時沒回過神。

「我們昨晚做療程，你忘了嗎？」

他沉吟了一會兒，這才想起來。「妳下回不要這樣叫我，讓保鑣叫我。」

「誰知道呀？等一下我們就要開始營業了，不能讓別人看到你還在這兒，我不得不來叫醒你。嘿，你的警覺性也太高了吧？」

「幹我們這行，怎麼可能警覺性不高。」

這回答有點令人不捨。

「昨晚睡得好嗎？」

「很好。」他的臉上露出滿足的笑容。

「那你比我幸福喲！我可以讓別人睡著，但卻沒辦法讓自己睡著。」

他看著我說：「妳沒辦法幫自己做嗎？」

「我能做的，就是把自己打昏。」我開玩笑說：「你回去再感受看看，頭痛應該可以舒緩下來。倒是你要好好感受一下腹部的狀況，你的腸胃問題不小，要盡可能正常飲食，少量多餐。」

「醫生也是這麼交代我。」

「是呀！這個世界不會少了你就停止轉動，不用把所有責任都扛在自己身上。我看你的保鑣也很能幹，讓他們多為你分勞吧！」

他不以為然地看了我一眼，似乎有一種妳懂什麼的不屑，隨即帶著保鑣匆匆離去。

過沒多久，他又來電詢問：「妳昨天幫我塗的是什麼？」

「哦，是丁香！那是一種香料，中藥行都有賣。你可以拿它來泡茶，或用水煮。只是有些辛辣，加上蜂蜜或楓糖會比較好喝，對腸胃很好，也有很好的止痛效果。」

「嗯嗯，好，知道了。」簡潔的回應又恢復他慣常的冷漠。

我心想，這個人好奇怪呀！陰晴不定。

後來學妹跑來關心方大哥的狀況，我說：「還不錯！感覺有比之前好一點。」

「我也這麼覺得耶，他臉上的線條看起來柔和多了，不再那麼僵硬。我打電話問候他，他還向我打聽妳的家世背景呢！」

「我知道他太多祕密，他大概想弄清楚我的底細吧。下回如果他再問，妳就請他直接來問我。妳怕他，會分不清楚什麼該說什麼不該說，我有保有隱私的權利。」

學妹點點頭，又說：「他好像改變很多，現在和他說話，壓力沒那麼大，也沒那麼緊張了耶！」

「是呀！他正慢慢學習如何放鬆自己。」

大約有半年之久，我持續為方大哥做顱薦骨按摩。他很喜歡這個療程，我也非常有成就感，因為他每回幾乎都睡到不省人事。我總是羨慕又嫉妒地看著他幸福地「昏厥」過去，感嘆像他失眠這麼嚴重都能睡著，不知誰能來幫我，讓我也好好睡上一覺？

我們愈來愈熟稔，他逐漸可以和我東拉西扯地閒談。只是，他的事業和私生活仍然是不可碰觸的機密。

有一回，我好奇地問：「你有可以信任和交心的朋友嗎？」

「有啊，」他看著我說：「就是妳呀！」

我有點錯愕，他正經八百地補充：「妳是我第一個可以好好說話的人，也是知道我最多事情的人。」

「天啊！我會不會知道太多，小命不保啊？」我調皮地回應。

對當時年輕的我而言，能如此讓客人信任交心，令我感到工作在維生之外，多了一種振奮的價值感。

而他也迷上了丁香的氣味，丁香茶成了他平日必備的茶飲，腸胃的狀況逐漸有了改善。有一回，他從國外帶回丁香精油送我，那是我的第一瓶丁香精油。當時的我對精油的知識仍一知半解，只叮囑他可以調在乳液或植物油中為自己按摩。

至於睡眠的部分，半年下來也大有改善。雖然我只做了顱薦骨按摩，但透過頻率的傾聽和觸療，已經為他釋放許多積存的壓力。只是，我感受到他的身體非常渴望被擁抱。之前問他有沒有可以信任交心的朋友，其實是在刺探他有沒有女朋友？後來我忍不住挑明了問，還直白地說：「我覺得你很需要愛的滋潤。」

他只是搖搖頭。「我這種人是沒資格愛人和被愛的。」

「為什麼？」

「那需要負很大的責任。」

「你想太多了吧？愛與不愛之間只要兩廂情願，不是嗎？」他沉默無語，我也不再多說。但作為一個身體工作者，我必須為他身體的需求開出處方。所以當我覺得顱薦骨的療程差不多到一個段落時，就問他：「你有做過其他按摩嗎？真正被油推的按摩？」

「那不是要脫衣服？」他像個小男生，帶點驚恐地問：「我只做過穿著衣服的指壓，沒做過油推。」

我強烈建議，他卻極力排斥，直問我會做指壓和泰式嗎？我說泰式是我的強項，當然會！但我覺得他需要的是更溫柔更貼近身體更能潤澤身心的油推。他抵抗了很久，我只好漸進式地給他做了一陣子指壓，再繼續遊說，消除他對於油壓會全身油膩的排斥感，引領他嘗試一個小小的探險：「我們可以從腳開始，先做腳就好喲！你應該會喜歡的。」

「好，那我們就從腳開始。」方大哥總算點頭了。

第一次油推，他渾身不自在。我不斷講笑話，安撫他的不安。我緩緩捧起他的腳，仔細端詳。他的小腿線條陽剛而有力度，展現強勁的行動力，可是非常乾燥粗糙、疤痕累累，腳底則脫皮得很嚴重。

「你的腳粗得可以幫人去角質耶！」我玩笑說，一邊在腳上塗油。「現在感覺怎麼樣？」

「還好，跟我想像的不太一樣，挺舒服的。」

他的腳踝特別緊繃，異於常人。我特別費了一些時間去撫觸感受、輕緩揉捏……不知為什麼，我突然碰觸到一種很熟悉的感覺，淚水瞬間奪眶而出。那感覺一部分很像父親，一部分來自於我。我有著和他類似的緊繃腳踝，只是我的腳底沒那麼粗。我叮囑他要常做柔軟腳踝的運動，同時也要注意心臟，因為小腿太過緊繃，血液回流的狀況變差，會加重心臟負擔。

Chilbil的悄悄話

當時我已經從事身體工作十多年，有著豐富的肢體經驗，正處於「技進於道」的初始。我慢慢察覺到，在撫觸身體的當下，除了肢體感應，似乎也開啟了一個和對方心靈連結的通道。那是一種超乎語言的直觀，我像一個初探祕境的孩子，被那神奇的感覺吸引著，很想進入堂奧。為了搞懂方大哥的身體在跟我說些什麼，我開始踏上身心靈的探索之路。多年之後，我才明白：腳踝這個部位和父母親家族有很深的連結，緊繃的現象是意味著我們和父母親的關係很緊張。

那天做完小腿，他又睡著了。因為小腿按摩同時梳理脾胃肝膽膀胱腎六條經絡，很容易幫助人鬆解內心糾結的情緒。心開意解，自然好睡。

醒來後，我得意地問：「很舒服吧？」

「和想像的不太一樣。」他問：「這不太一樣的感覺，是來自妳的手嗎？」

「你試著給外面的人做做看，不就知道了？」

「我不習慣隨便給別人做身體，我有潔癖。」

我想那是安全性的潔癖，因為特殊的行業，他們隨時都得提高警覺，尤其按摩是處在完全放鬆的狀態，更需要有絕對的安全警戒。

我試探性地問：「下回要不要試試做身體呀？」

「妳不要得寸進尺。」他白了我一眼。

又過了好長一段時間，方大哥才終於點頭同意。令我訝異的是，他原本如一灘死水的腹腔，竟然開始有了振動頻率。

「我覺得你真的需要去找一個人來愛，或者找到一個愛你的人。你的身體在發出需要被愛、被滋潤的信息呢！」每次我這麼說，他就瞪我，回我一句：「我只希望跟妳在一起就好。」

當時的我已經有男友，沒認真把那話聽進心裡。

後來方大哥對我更信任了，可以獨自一人進來，讓保鑣在車上等待，而且一待就是三到四個小時；有時是在療程中睡著了，有時是開心地聊到意猶未盡。我愈來愈能感受到他內在那丁香特質的熱情人格，心疼他人在江湖，必須刻意用冷漠無情的外表，掩飾內在的本質。然而，令人欣慰的是，他的身體已經開始活躍起來，感覺冰封的土壤被我的太陽之手漸漸暖化，春風就要吹來。

Chilbil的悄悄話

方大哥半年多來的改變，給了我很大的鼓舞。他驗證了身體的撫觸按摩，真的可以促成心靈的轉化。因為他，開啟我由身體反觀心靈的視角，讓我對療癒有了不同於以往的認知。當時我剛學顱薦骨按摩不久，正逐漸統合十多年來的身體工作經驗，而他正巧是這個轉捩階段的最佳案主，引領我從身體去解讀生命故事。也因此更加激勵我探求其他領域，藉由身體，參透案主的內心世界，芳療便是其中之一。

慢慢地，方大哥身體狀況愈來愈穩定。也許是因為忙吧，他比較少來做身體。當時沒有現在的智慧型手機，只有最簡單的黑白機，有時保鑣會打來電話說：「我們老大心情不好，妳要不要打電話和他聊一聊，他比較聽妳的。」過一陣子，保鑣又說他身體不好，要我勸他去看醫生。但是我當時太忙了，公司裡有做不完的客人，家裡和男友也狀況不斷。同時，我又在學習多門身心靈課程準備創業。日日筋疲力盡，我沒有多餘的精力特別去關照方大哥。

沒想到，不過隔了一陣子，他竟然無預警地過世了！就在知天命的五十之年。保鑣說發現時已是腦癌末期，方大哥不准他們告訴我，等到告別式前才通知我。

他的過世讓我很自責！我沒能在一開始做顱顏按摩時就警覺他可能是腦部有了病變。錯愕、遺憾、內疚的情緒困住我好長一段時間。告別式上，看著靈堂裡方大哥的遺照，我的心在吶喊：「我為什麼沒有及時抱抱他？」多少次為他按摩，一直聽到他身體發出來的訊息：「我需要被擁抱、我需要被擁抱！」但是，我只是一味地要他找一個人好好去愛，好好被愛。從沒想過當下就可以給他一個擁抱，一個無關乎愛情、善意的、溫暖的擁抱。此時，再多的懊悔也彌補不了心頭的遺憾。我問保鑣：「在醫院時，是誰照顧方大哥？」

「我們呀！」

「你們怎麼照顧？」

「就是一些生活上的照顧啊！」

我有些心疼。這兩個大男生，怎麼能貼切地照顧、回應一個重症病人身心的需求呀？

臨走前，保鑣遞了一封方大哥的信給我。我愣了一下，不知道該收下或是婉拒？

「老大說，妳可以收，也可以不收。」保鑣聳聳肩，轉達大哥的心意。

他竟是如此懂我。就是這句話，讓原本猶豫的我，把信收了下來。

就留著一個「念想」吧！這個念想告訴我，未來必須去彌補這個缺憾。逝者已矣，所幸，愛是可以無限擴大的。方大哥教我認清一個事實：必須先照顧好自己，才可能有心力去照顧別人。他就是想要照顧太多人，最後誰也照顧不了；我不也是在自顧不暇的狀態裡，錯失了對他的及時關心？

告別式結束後，我下意識地把這個故事封藏在心底，緊緊的、密密的，唯恐它透出一點點氣息。

十多年過去了，沒想到疫情期間閒散的日子，心裡的小劇場反而熱鬧起來。這令人遺憾的往事，就這麼從心底冒了上來。經過時間神奇的釀化，那苦澀、酸辛的滋味不再那麼強烈，我好像有了勇氣可以重新面對，可以更深入詮釋當年的經歷。

印象很深的是，我非常喜歡且期待為方大哥做身體油推的療程。恍惚憶起，當我的手推撫那僵硬緊繃的身體，眼前還會出現一些童年影像，分不清是他的還是我的？感覺那都是一些不開心的畫面，讓我心酸地直落淚。奇妙的是，每一回療程結束，我的身體就會有著很舒服的感覺，似乎自己也經歷了一次身體的淨化。

現在，重新檢視這個特別的經驗，我會詮釋：也許方大哥和我有著類似的童年經驗和成長歷程。我們的身體記憶著受傷的情緒，肩膀承擔著超過負荷的重任，所以一撫觸他的身體就會讓我有一種熟悉的感覺。一種當時的我還無法直面、但需要被撫慰的傷痛；我跟他一樣身心俱疲、一樣渴望愛與擁抱。當時我們都還沒蓄養出足夠強大的心靈能量療癒過往，所以沒有勇氣回顧原生家庭帶給我們的傷害和沉重負擔。以至於即使我們已經可以有很多交心的對話，卻從來不曾提及彼此的原生家庭和成長經歷。我們在身體無言的撫觸中，相互撫癒陪伴。難怪當年我對方大哥的身體有種強烈的迷戀，每一次做完療程，就很期待他快快再來。

認識方大哥，直到他去世的十年之間，是我生命重要的轉捩階段。是他引領我，重新檢視為什麼要進入這個行業？他像是我的啟蒙老師，讓我從一個單純的身體技術工作者，走上探索身心靈奧祕的療癒之路。他去世後，我離開公司設立自己的工作室。這十多年來，我愈來愈明白，療癒不是單向的。很多時候，接觸案主的身體或心靈，會喚醒我們似曾相識的覺受。那是內在智慧引領我們，一次次藉由這些人，覺知從未發現的自己、碰觸到意識層面底下的傷痕。我的體驗是：療癒是療癒者和被療癒者身心靈內在頻率相互連結、感通共振的過程。

這些年，我為癌友開設講座與課程，帶著「香氣行者」進入重症與安寧病房做志工。回想起來，也是源於被我深藏在心底的，對於方大哥的不捨與咎責。也許，我曾經有機會可以給他更溫暖貼心的陪伴，但是，就這麼錯過了……這不可能彌補的缺憾，不斷推動著我，成為一股無法停歇的動力，讓我一直想為重症病人與癌友服務。原來，心靈的陰影可以轉化為光與愛，溫暖照耀更多的人。

那一封保鑣轉交給我的信，十多年來，我從未開啟。

那封信，成了方大哥在人間的遺愛。

也許是感恩、也許是愛的傾訴、也許是生命故事的分享、也許是未了的心願、也許是一份誠摯的祝福……

總之，是一份信任與交託、是心與心的連結、是我們生命交會之際曾經互放的光亮。我在心底悄聲告訴自己：就讓它陪伴著我，在療癒之路上持續前行吧。

撰稿者後記

認識Chilbil老師，是在二〇〇八年禾場芳療學苑的課程。二〇一一年，有緣再度參加老師的經絡按摩手技課。但是真正見識到老師的厲害，是在二〇一八年。那時的我身心俱疲，健康亮起紅燈，不得不打電話向老師求助。

老師為我做了一個身體療程，當她按摩到我的腹腔時，突然停了下來，有點嚴肅地問：「我們可以談一談妳和媽媽的狀況嗎？」我一頭霧水，我和媽媽？在這之前，我從不曾談及我和媽媽的事呀！

老師接著說：「妳的腹腔讓我感應到妳和媽媽的關係似乎有點緊張，妳媽媽是不是有很深的自卑感？妳會常常擔心自己吃不飽、食物不夠吃嗎？」

躺在按摩床上的我，迴響著我媽常掛在嘴邊的話：「哎呀！媽媽就是這麼差勁、這麼笨！什麼都不會，我好討厭自己哦！」那幾年，我已開始探索肢體如何透露一個人內在的心靈狀態，也默默觀察自己和身邊的人。只是當老師突然這樣一問，我還是不免有些驚訝。還好，長久以來的自我探索讓我立即反應過來，真誠地和老師討論起我和媽媽的關係。

療程結束，老師教我「身心整合律動按摩」。過程中，還從我的肢體語言引導我覺察心智模式與慣性，並且幫我回顧、詮釋了幾段生命中的重大事件是源於哪些心靈狀態的顯化。

去年八月初，老師開設「香氣抓週」和「觸覺療癒」課程。連續兩個週日，從早上到下午，我屏氣凝神、完全被其中精彩的個案故事緊緊抓住心魂，時而哭時而笑。我打從心底向老師建議：「這些個案故事應該被記錄下來！它們這麼動人，一定可以發揮『生命影響生命』的效應。」老師只是笑笑說：「很多學生都這麼提過，看因緣吧！」

課程結束不到兩週，先生的漢聲老同事來家裡聚會。我拿出精油給在遠流工作的伊玲和女兒嗅聞，並聊及老師在課堂中的個案故事。伊玲聽了眼睛一亮，忽然說：「也許這些故事可以集結成書喔！我來提案看看。」那天，是二〇二〇年八月二十二日。

我又驚又喜，想不到短短兩週，宇宙的光與愛就回應了我的祈願！

接下來，帶著伊玲探訪老師，兩次洽談之後便敲定了出書計畫。從去年十月開始，我反覆聆聽老師的訪談錄音，努力爬梳、整理這十四個故事。我一邊跟著故事裡的人物同悲共喜，也一邊被老師強大的療癒能量洗禮灌沐。老師在與個案互動時的真誠、坦率、熱情、豁達以及溫婉細膩，點點滴滴滌除著我面對人事物時的心理慣性。

這十四個故事呈現了生命中母女／母子／父女／父子／夫婦等人倫關係的原型，以及被性侵者療癒的心路歷程、黑道大哥的生命悲歌。奇妙的是，每寫一篇故事，我彷彿在文字造出的語境中，真實進入每個個案的內心世界，和案主們共振著。許多往昔相似的生命情境和身體覺受不斷被喚醒，陪同故事中人一塊揚起、澄清、沉澱、修復。我一邊書寫，一邊思維著這一幕幕上演的人生戲碼，究竟意義何在？每當感動的熱淚從心底湧出，我體悟那是人性共通的傷痂被愛與智慧溫敷後，一片片脫落下來，讓我們更能深切地同理他人、療癒自我。

過去，我們對於身心靈相互連結的認知，大多來自於翻譯書。Chilbil老師的個案都是源生於這片土地，其中的傷痛都是台灣這幾代人在共有的文化歷史背景下共振衍生出來的生命故事。老師以三十多年在ＳＰＡ館、工作室、安寧病房、重症病房的實務經驗，結合植物精油的大自然能量，喚醒案主的內在智慧，協助讓他們在症狀中，發現纏擾糾結、負面思考的心智模式才是導致身體疾病的關鍵因素。相信這十四篇珍貴的個案故事，將會散發出各自的波動，在量子糾纏的奇妙共振中，吸引相應的有緣人，藉由那一幕幕浮世鏡相，觀見未曾發現的自己，開啟身心的覺知，走上自我療癒之路。

——林甄，寫於二〇二一年十一月十三日

國家圖書館出版品預行編目 (CIP) 資料

帶著愛與療癒的香氣行者：一個芳療照護師，以香草給予 14 個傷痛心靈的撫慰 / 吳宙姅作；林甄撰稿. -- 初版. -- 臺北市：遠流出版事業股份有限公司，2023.02
面；　公分
ISBN 978-957-32-9928-8(平裝)

1.CST: 心靈療法 2.CST: 芳香療法

418.995　　　　　　111020405

帶著愛與療癒的香氣行者

一個芳療照護師，以香草給予 14 個傷痛心靈的撫慰

作　　者｜吳宙姅
撰 稿 者｜林甄
副總編輯｜簡伊玲
校　　對｜金文蕙
特約行銷｜張元慧
美術設計｜王瓊瑤

發 行 人｜王榮文
出版發行｜遠流出版事業股份有限公司
地　　址｜104005 台北市中山北路 1 段 11 號 13 樓
客服電話｜02-2571-0297
傳　　真｜02-2571-0197
郵　　撥｜0189456-1
著作權顧問｜蕭雄淋律師
ISBN｜978-957-32-9928-8
2023 年 2 月 1 日初版一刷
定　　價｜新台幣 420 元（如有缺頁或破損，請寄回更換）

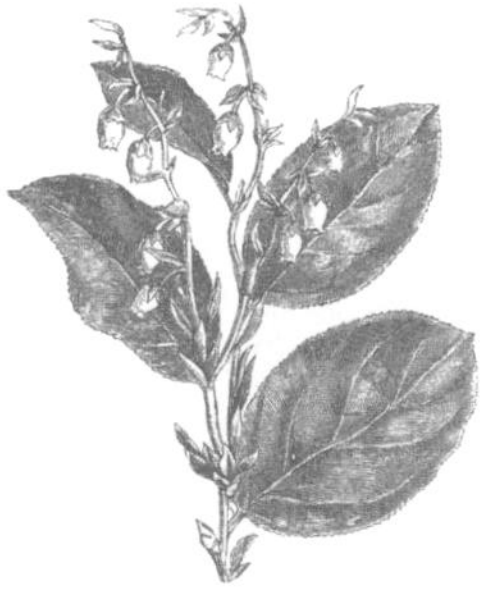

YLib 遠流博識網
http://www.ylib.com
Email: ylib@ylib.com